消化管治療薬の考えかた，使いかた

松本吏弘

自治医科大学附属さいたま医療センター消化器内科

中外医学社

序

　さかのぼること2年前，2021年7月に1通のメールが届いた．内容は，消化器内科疾患の薬物療法に関する新たな書籍の執筆依頼であった．「なぜ私に？」まさに青天の霹靂である．リモート面談で執筆か編集かの2択を提示され，とりあえずいったん持ち帰ることとした．引き受けることはすでに決めていたが，初執筆というハードルが高く感じられ不安があった．しかし，執筆期間は2年くらいと聞き気持ちが吹っ切れ，初執筆に挑戦する覚悟を決め，面談から3日後に"Yes"と回答した．それから2年が経過し，ようやく本書が完成した．

　本書はタイトルのごとく，「消化管治療薬の考えかた，使いかた」をコンセプトとしたいわゆる薬の本である．しかし，本書は「薬の本にして薬の本にあらず」，筆者自身が使いやすい本を目指した．例えば，IBD患者に対して生物学的製剤を導入する際に，HBs抗原が陽性であったとする．次にどうするのか記憶があいまいな時にはガイドラインを調べることになるが，これはこれで若干面倒である．本書はこのようなシチュエーションでも対応できるように，まさにかゆいところにも手が届くような工夫を凝らしてある．

　現在の医療現場では，さまざまな分野および疾患の診療ガイドラインに沿った診療が要求される．しかし，消化器内科1つをとってみても専門領域の細分化が進んでおり，知識を常にアップデートし続けることは容易ではない．今回本書で取り上げた消化管疾患すべてにおいてガイドラインが存在する．しかし，これらすべてのガイドラインを熟知することはおろか，ピンポイントで確認することさえもなかなか容易ではない（著者の私見）．本書はそれぞれのガイドラインのポイントをおさえてあり，かつ1冊にまとめてあるのが強みである．

　繰り返しになるが，基本的に本書は「薬の本」である．しかし，単なる薬の本と侮ることなかれ．消化管診療において役立つ情報が満載である．消化器内科医だけでなく，一般内科医，プライマリケア医，薬剤師ならびに消化器疾患に興味をお持ちの幅広い読者の方々にも広く読んでいただきたいと考えている．消化管疾患それぞれの分野の最新のガイドラインに準拠していることから，これ1冊で読者の知識のアップデートになること間違いなし！　となれば幸いである．

　最後に本書を上梓するにあたり，終始丁寧なご指導をいただいた中外医学社の上岡里織氏ならびに校正および制作をご担当いただいた沖田英治氏にこの場を借りて御礼申し上げます.

　　2023 年 10 月

松 本 更 弘

目 次

4 慢性便秘症   35

7 クローン病 107

1

逆流性食道炎・非びらん性胃食道逆流症

▶ 1. 疾患の概要

　胃食道逆流症（GERD：gastro-esophageal reflux disease）とは胃酸などの消化液が食道へ逆流することにより起こり，胸焼けや呑酸を主症状とする病態である．GERD のうち，内視鏡的に食道炎を認めた場合に逆流性食道炎とし，内視鏡的に粘膜傷害を認めない場合には非びらん性胃食道逆流症（NERD：non-erosive reflux disease）とする．本邦では GERD は増加傾向にあり，その有病率は約 10％程度と推定され，NERD が GERD の半数以上を占めている．

　逆流性食道炎は男性，食道裂孔ヘルニア，肥満がリスク因子となる[1]．一方，NERD の病態は逆流性食道炎と必ずしも同じではないとされ，臨床像においては女性に多く，食道裂孔ヘルニアが少なく，低体重の人に多いという特徴がある[2]．NERD では近位食道にまで逆流が及ぶことで症状が出現すると報告されている[3]．また，PPI 抵抗性 NERD では非酸の胃食道逆流や近位食道への逆流が症状に強く関連していることが示されている[4]．非酸の胃食道逆流については食道知覚過敏の関与が指摘されており，NERD では物理刺激・化学刺激などで活性化される侵害受容体 TRPV（transient receptor potential vanilloid）1 の発現が増加することが示されている[5,6]．

　胃食道逆流症は狭心症などの虚血性心疾患と区別が困難な胸痛の原因となることがあり，食道・喉頭への逆流により慢性咳嗽を生じ呼吸器疾患が疑われることもあるため診断の際には注意が必要である．

▶ 2. 鑑別疾患

　GERD の定型的症状は胸焼けと呑酸である．しかし，胸焼けは様々な症状として多様に理解されており，また医療者間でも胸焼けの理解度が異なることがわかっている．したがって，胸焼け症状の把握は単なる症状の有無の聴取ではなく，具体

的な表現を交えた注意深い問診が必要である．一方，非定型症状が出現することがあり，狭心症に類似した非心臓性胸痛，咳嗽などがあげられる．

　GERD 症状があれば逆流性食道炎を疑い，他疾患を除外する目的も兼ねて内視鏡検査を行うかどうかを検討する．内視鏡検査を行った場合には逆流性食道炎の有無とその程度に合わせて PPI を軸に治療を行う．内視鏡検査を施行しない場合には，PPI を 2 ～ 4 週間投与し症状改善を確認する PPI テストを行い，症状改善がみられればいったん PPI を離脱して経過観察し，症状改善がみられなければ内視鏡検査を行う．

A) 自己記入式アンケート

　医療者による評価だけでなく，患者の主観的評価である患者報告アウトカムの重要性が認識されるようになっている．患者報告アウトカムは，面接もしくは自己記入式質問票により，患者から直接情報を得る．GERD 診療において患者の症状を正確に把握し，GERD の診断や治療効果の評価を行うことは必要不可欠であり，様々な問診表が開発されている．感度，特異度は 70 ～ 80％前後で GERD の初期診断や治療の効果判定に有用であり，本邦発の問診票もある．

B) PPI テスト・P-CAB テスト

　PPI テストとは，強力な酸分泌抑制作用を有する PPI を用いて，胸焼けなどの GERD 症状の消失の有無で治療的診断を行うことである．内視鏡陽性患者または食道 pH モニタリング陽性患者を GERD 患者とした場合に，オメプラゾール 40mg/ 日・7 日間投与では PPI テストによる GERD 診断の感度は 74％であった[7]（ただし本邦ではオメプラゾール 40mg は保険適用外）．メタ解析では，24 時間食道 pH モニタリング陽性を GERD 患者とした場合に，PPI テストによる GERD 診断の感度，特異度はそれぞれ 78％，54％であった．また，内視鏡陽性を GERD 患者とした場合では，PPI テストによる GERD 診断の感度，特異度はそれぞれ 68％，46％であった．PPI テストの偽陽性の原因として，他の酸関連疾患（特にディスペプシア），プラセボ効果などで PPI により症状が改善することがあげられ，PPI テスト偽陰性の原因としては，PPI の用量や投与期間不足により症状の十分な改善が得られないためとしている[8]．PPI と比較してより早く強力な酸分泌抑制効果を発揮する P-CAB による P-CAB テストは PPI テストよりも有益である可能性がある．酸分泌抑制薬として PPI の代わりに P-CAB を用いることで PPI テストの偽陰性の原因として考えられる PPI の用量不足を解決できる可能性がある．

C) 24 時間食道 pH モニタリング，食道インピーダンス・pH 検査

　食道 pH モニタリング検査は，pH モニターの装置を鼻から入れて先端部を食道内に留置し，24 時間の pH を解析する．pH 4 以下の時間が 5％以上であれば，胃食

JCOPY 498-14054

道逆流症と診断される．しかし酸以外の逆流の関連が評価できないという弱点があり，この弱点を克服したのが食道インピーダンス・pH検査である．多数電極が配置されているプローブを用いて電極間を通過する電気抵抗値（インピーダンス）を測定することにより，酸もしくは酸以外の液体逆流，気体逆流の評価が可能となり，現時点では逆流を評価する最も感度の高い検査法である．

D) 上部内視鏡検査

GERD の内視鏡診断における問題点として，ロサンゼルス分類 Grade M と Grade A の判断に苦慮することがあげられる．これらの鑑別として NBI（narrow band imaging）や LCI（linked color imaging）などの画像強調観察による有用性が報告されている．また，組織学的に確認された NERD 患者の検討では，NBI 拡大観察の有用性が報告されている．逆流性食道炎の症状であるつかえ感や違和感などは，食道癌でも認められる症状であり，重症の逆流性食道炎は，食道腺癌が発生しやすいことも知られているため内視鏡検査は積極的に行いたい．

▶ 3. 治療内容

診療ガイドラインでは，臨床評価，内視鏡検査の結果を踏まえて NERD，軽症逆流性食道炎，重症逆流性食道炎に分類する．症状や治療の反応性に応じて治療のステップアップを行うが，これと並行して生活習慣指導を適宜行っていく．治療のフローチャートを参照する．

A) 生活習慣指導

肥満者に対する減量，喫煙者に対する禁煙，夜間症状発現者に対する遅い夕食の回避，就寝時の頭位挙上がランダム化比較試験により GERD 患者に対して有用性が示されている[9]．また，GERD 患者に対する前向きコホート研究では，インピーダンス・pH モニタリング検査と 10 秒間隔で睡眠中の体位の測定を行った結果，右側臥位および仰臥位の睡眠姿勢に比べ，左側臥位では食道での酸曝露時間が有意に短縮したと報告されている[10]．

B) NERD 図1-1

初期治療として生活習慣の改善と並行して PPI を 4 週間投与する．これで改善が得られれば改善効果を維持できる最低用量を用いる．改善がみられない場合には消化管運動機能改善薬や漢方薬を併用することを検討するが，その前に PPI 内服を夕食前にするなど服用のタイミングを変更すること，同量を 1 日 2 回に分割して内服すること，もしくは保険適用はないが P-CAB への切り替えなどを検討する．これでも改善がみられない場合には，PPI 抵抗性として食道インピーダンス・pH

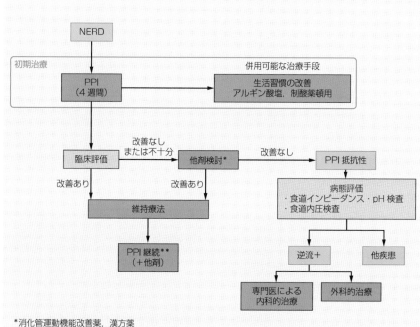

図1-1 NERD治療のフローチャート
「日本消化器病学会. 胃食道逆流症 (GERD) 診療ガイドライン 2021 (改訂第 3 版). p.xviii, 2021.
南江堂」より許諾を得て転載

検査や食道内圧検査などにより病態評価を行う.

C) 軽症逆流性食道炎 図1-2

　初期治療として生活習慣の改善と並行して PPI を 8 週間, もしくは P-CAB を 4
週間投与する. これで改善すれば継続する. 改善がみられない場合には消化管運動
機能改善薬や漢方薬の併用を検討する. PPI 抵抗性の場合には P-CAB への切り替
えを行う. P-CAB 抵抗性の場合には, 食道インピーダンス・pH 検査, 食道内圧検
査などにより病態評価を行う. P-CAB 抵抗性 GERD に対する治療法は定まったも
のはないため, 症状の原因を同定し, その原因に基づく治療を行う. なお, PPI も
しくは P-CAB で効果が得られた場合には, 症状に応じて患者の判断で内服するオ
ンデマンド療法も許容される.

JCOPY 498-14054

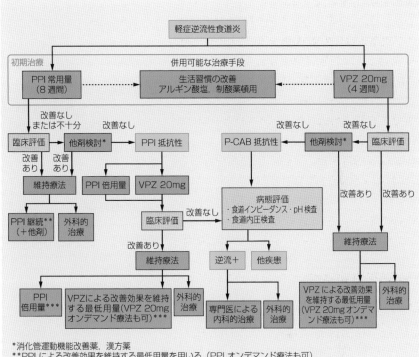

*消化管運動機能改善薬，漢方薬
**PPI による改善効果を維持する最低用量を用いる（PPI オンデマンド療法も可）
***維持療法が良好である場合には，改善効果を維持する PPI 治療を含めた最低用量での
　酸分泌抑制薬への移行も可
VPZ：ボノプラザン

図1-2　軽症逆流性食道炎のフローチャート
「日本消化器病学会. 胃食道逆流症（GERD）診療ガイドライン 2021（改訂第 3 版）. p.xvii, 2021.
南江堂」より許諾を得て転載

D) 重症逆流性食道炎　図1-3

　初期治療として生活習慣の改善と並行して P-CAB を 4 週間投与する．これで改
善すれば継続する．改善がみられない場合には P-CAB の初期投与量の投与期間を
8 週まで延長するか，もしくはこれに消化管運動機能改善薬や漢方薬を併用追加す
る．これでも改善が得られない場合には，食道インピーダンス・pH 検査，食道内
圧検査などにより病態評価を行う．これらで効果が得られた場合には，P-CAB を
常用量で維持するが，効果不十分の場合には初期投与量で維持することができる．

1

逆
流
性
食
道
炎
・
非
び
ら
ん
性
胃
食
道
逆
流
症

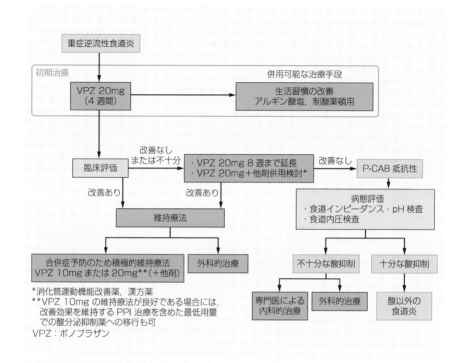

図1-3 重症逆流性食道炎のフローチャート

「日本消化器病学会. 胃食道逆流症（GERD）診療ガイドライン 2021（改訂第 3 版）. p.xvi, 2021. 南江堂」より許諾を得て転載

4. 薬の選び方・使い方

A) プロトンポンプ阻害薬（PPI），カリウムイオン競合型アシッドブロッカー （P-CAB）

　軽症逆流性食道炎の初期治療においては PPI，P-CAB はいずれも第一選択薬としての使用が推奨されている．重症逆流性食道炎の初期治療としては，P-CAB を 4 週間投与することを提案されている．逆流性食道炎の初期治療 P-CAB を PPI と比較したネットワークメタ解析において，重症逆流性食道炎に限定したサブ解析では，ボノプラザン 20mg/ 日は，ランソプラゾール 30mg/ 日，オメプラゾール 20mg/ 日，エソメプラゾール 20mg/ 日，ラベプラゾール 20mg/ 日いずれの PPI に比べても有意に逆流性食道炎の治癒率が高かった[11]．重症逆流性食道炎に対する初期治療として PPI と P-CAB のどちらを推奨するかのエビデンスは十分とはい

JCOPY 498-14054

えない．維持治療に関しては，軽症は PPI もしくは P-CAB が推奨され，重症は内視鏡的再燃率の低さから P-CAB が提案される．

◆ オメプラゾール (オメプラゾン®, オメプラール®) 内服
【初期】20mg/ 日 (1 錠) 分 1
【維持】10 ～ 20mg/ 日 (1 錠)　分 1・食後

◆ ランソプラゾール (タケプロン®) 内服
【初期】30mg/ 日 (1 錠)　分 1
【維持】15 ～ 30mg/ 日 (1 錠)　分 1・食後

◆ ラベプラゾール (パリエット®) 内服
【初期】10 ～ 40mg/ 日　分 1 ～ 2
(40mg/ 日は内視鏡検査で重度の粘膜傷害を確認しえた場合に限る)
【維持】10 ～ 20mg/ 日　分 1・食後

◆ エソメプラゾール (ネキシウム®) 内服
【初期】20mg/ 日 (1 カプセル)　分 1
【維持】10 ～ 20mg/ 日　分 1・食後

◆ ボノプラザン (タケキャブ®) 内服
【初期】20mg/ 日 (1 錠)　分 1
【維持】10 ～ 20mg/ 日　分 1・食後

※初期投与量に関して, PPI は 8 週間まで, P-CAB は 4 週間まで, ただし効果不十分の場合には 8 週間まで投与可. 維持治療は再発・再燃を繰り返す場合に投与を継続できる.

B) セロトニン (5-HT₄) 受容体作動薬

消化管運動機能改善薬の単独療法を推奨するエビデンスはない．NERD に対する臨床試験においてモサプリド単独では有意な効果はないが, PPI との併用による上乗せ効果が認められている[12].

◆ モサプリド (ガスモチン®)　内服　15mg/ 日 (3 錠)　分 3・食後

C) 漢方薬

漢方薬の単独療法を推奨するエビデンスはない．PPI 抵抗性 GERD を対象とした試験において，六君子湯，半夏厚朴湯を PPI と併用することにより PPI 倍量投与

と同様の効果が認められている．PPI に六君子湯を併用したプラセボ対照比較試験では，六君子湯群とプラセボ群間で症状改善に有意差を認めなかったが，サブ解析では，女性，低 BMI 患者，高齢者において六君子湯群で症状や QOL の改善を認めている[13]．

◆　六君子湯　　　内服　　7.5g/ 日（3 包）　分 2 ～ 3・食前または食間
◆　半夏厚朴湯　　内服　　7.5g/ 日（3 包）　分 2 ～ 3・食前または食間

D) コリンエステラーゼ阻害薬（アコチアミド）

PPI 抵抗性 GERD を対象とした試験において，アコチアミドを PPI と併用することにより PPI 倍量投与と同様の効果が認められている．PPI・P-CAB 抵抗性 GERD を対象としたプラセボ対照比較試験ではアコチアミド併用群とプラセボ群で症状改善に有意差を認めなかったが，NERD 患者ではアコチアミド併用群で有意に症状の改善がみられ，食道インピーダンス・pH 検査においても逆流パラメーターの改善を認めた[14]．

◆　アコチアミド（アコファイド®）　内服　　300mg/ 日（3 錠）　分 3・食前

! 5. 薬剤の副作用，相互作用，合併症，その対策

A) PPI 長期服用によるビタミン B_{12} 欠乏

米国の保険プラン加入者のうち，ビタミン B_{12} 欠乏症の診断を受けた症例と同診断を受けなかった症例を比較する症例対照研究を行ったところ，2 年以上 PPI または H_2 受容体拮抗薬（H_2RA）の処方を受けていた人は，いずれもビタミン B_{12} 欠乏症リスクの増大が認められ，オッズ比は，PPI 群が 1.65（95% CI 1.58-1.73），H_2RA 群は 1.25（95% CI 1.17-1.34）であった[15]．PPI により胃酸分泌が高度に抑制されることで，食物タンパクからのビタミン B_{12} の分離が抑制され，ビタミン B_{12} の吸収が阻害される可能性があるとされている．ビタミン B_{12} 欠乏により認知症，骨折，貧血などの発症リスクが高まることが知られている．

B) 食道腺癌

GERD の合併症として，貧血，出血，食道狭窄，バレット食道の他に食道腺癌が発生することがある．これらは特に重症逆流性食道炎で認められることが多い．食道腺癌は日本では稀であるが，欧米では過去 20 年間で 2 倍に増加しており，扁

8

平上皮癌より多くなっている[16]．GERD は腺癌のリスク因子であり，胸焼けの期間，重症度，頻度が腺癌の独立リスク因子であるとされている[17]．20 年以上にわたる強度の胸焼けを有する患者は，無症状患者に比べ 43.5 倍の食道腺癌の相対危険度がある．一方では，PPI やアスピリンによる腺癌のリスク低下が示唆されている[18]．

▶ 6. 治療のコツ，最新の知見

A) SSBE はフォローすべきか

　Barrett 食道は，Barrett 粘膜（胃から連続性に食道に伸びる円柱上皮で，腸上皮化生の有無を問わない）の存在する食道と定義されている．全周性に 3cm 以上 Barrett 粘膜を認める場合を long segment Barrett 食道（LSBE），Barrett 粘膜の一部が 3cm 未満であるか，または非全周性のものを short segment Barrett 食道（SSBE）と呼び，日本人では SSBE の頻度が高い．

　日本の食道癌の多くは扁平上皮癌であり腺癌は少ないが，Barrett 食道からの腺癌発症は増加傾向となっている．欧米の報告では，Barrett 食道からの発がんは年率 0.3 ～ 0.6% とされ，SSBE と LSBE の発がん頻度を比較したメタ解析では，SSBE は年率 0.24% であるのに対して LSBE は 0.76% と高い[19]．本邦の報告では LSBE の発がんは年率 1.2% と推定されているが，SSBE の発がん頻度は不明である．SSBE 由来 Barrett 食道腺癌の好発部位としては，右側の前壁（0 ～ 3 時方向）に認められると言われ，LSBE ではそれ以外の場所に認められると報告されている．これは，下部食道において，右側の前壁における括約筋圧が他の部位よりも弱く，胃酸逆流が完全に抑制できないためではないかと推察されている．

　Barrett 食道に対する内視鏡サーベイランスについて，LSBE に対しては内視鏡による経過観察が必要である．一方，SSBE に関しては，日本人の SSBE からの発がん頻度が不明であるが LSBE と比較すると少ないため積極的にサーベイランスすることは非現実的である．

B) PPI の長期投与に伴う胃粘膜変化

　PPI は胃壁細胞に直接作用し，胃酸分泌を抑制する．病理学的には壁細胞は腫大し，壁細胞には過形成性変化もみられる．内視鏡所見では粘膜面がでこぼこした白色の敷石状の粘膜を呈する．また，PPI の長期投与により胃底腺ポリープが発生あるいは増大することが報告されている．PPI で増大する胃底腺ポリープは水腫様に膨化した多房性の形態を示すことが特徴とされ，病理学的には胃底腺の著明な嚢胞状拡張所見がみられる．この場合 PPI を中止もしくは H_2RA に切り替えることでポリープは縮小，消退する．

C) 好酸球性食道炎

　好酸球性食道炎は本邦において増加している疾患である．好酸球性食道炎は粘膜下層や筋層に著しい好酸球浸潤とともに線維化をきたすため，食道蠕動機能の低下，嚥下障害をきたし，進行すると狭窄をきたすこともある．好酸球性食道炎の約半数にはアレルギーの既往がある．好酸球性食道炎は消化管粘膜に好酸球の浸潤を認める好酸球性消化管疾患の1つであり，好酸球性消化管疾患は厚生労働省の指定難病となっている．

　本邦では，男性の比率が70〜80%と高く，発症年齢は30〜60歳代であり，*Helicobacter pylori* 感染陰性者に多いとされている．内視鏡検査では縦走溝，白斑などの特徴的な所見を呈する．好酸球性食道炎の診断基準は，①症状（嚥下障害，つかえ感など）を有する，②食道粘膜の生検で上皮内に15個以上/HPFの好酸球が存在，③内視鏡検査で食道内に白斑，縦走溝，気管様狭窄を認める，④プロトンポンプ阻害薬（PPI）に対する反応が不良である，⑤CTスキャンまたは超音波内視鏡検査で食道壁の肥厚を認める，⑥末梢血中に好酸球増多を認める，⑦男性，において①と②を満たすものを対象とし，これら以外の他の項目は参考とする．

　治療に関しては，PPIが第1選択薬に位置付けられている．PPIが無効な場合にはステロイド局所治療が適応となる．主に気管支喘息用吸入型ステロイド製剤であるプロピオン酸フルチカゾンかブデソニドが用いられ，これら吸入薬を口腔内投与（嚥下）する．ステロイドの全身投与は，ステロイドの局所治療で効果が得られない重症例のみに使用する．なお，現状では好酸球性食道炎に対して上記薬剤はすべて保険適用となっていない．

■参考文献

日本消化器病学会. 胃食道逆流症（GERD）診療ガイドライン2021（改訂第3版）. 南江堂; 2021.
1) 田中和子, 他. 逆流性食道炎の男女別リスク因子. 総合健診. 2018; 45: 729-35.
2) Fass R, et al. Erosive esophagitis and nonerosive reflux disease（NERD）: comparison of epidemiologic, physiologic, and therapeutic characteristics. J Clin Gastroenterol. 2007; 41: 131-7.
3) Iwakiri K, et al. Defective triggering of secondary peristalsis in patients with non-erosive reflux disease. Gastroenterol Hepatol. 2007; 22: 2208-11.
4) Iwakiri K, et al. Acid and non-acid reflux in Japanese patients with non-erosive reflux disease with persistent reflux symptoms, despite taking a double-dose of proton pump inhibitor: a study using combined pH-impedance monitoring. J Gastroenterol. 2009; 44: 708-12.
5) Bhat YM, et al. Capsaicin receptor（TRPV1）and non-erosive reflux disease. Eur J Gastroenterol Hepatol. 2006; 18: 263-70.

JCOPY 498-14054

6) Guarino MP, et al. Increased TRPV1 gene expression in esophageal mucosa of patients with non-erosive and erosive reflux disease. Neurogastroenterol Motil. 2010; 22: 746-51.

7) Johnsson F, et al. One-week omeprazole treatment in the diagnosis of gastro-oesophageal reflux disease. Scand J Gastroenterol. 1998; 33: 15-20.

8) Numans ME, et al. Short-term treatment with proton-pump inhibitors as a test for gastroesophageal reflux disease: a meta-analysis of diagnostic test characteristics. Ann Intern Med. 2004; 140: 518-27.

9) Ness-Jensen E, et al. Lifestyle intervention in gastroesophageal reflux disease. Clin Gastroenterol Hepatol. 2016; 14: 175-82.

10) Schuitenmaker JM, et al. Associations between sleep position and nocturnal gastroesophageal reflux: A study using concurrent monitoring of sleep position and esophageal pH and impedance. Am J Gastroenterol. 2022; 117: 346-51.

11) Miyazaki H, et al. Vonoprazan versus proton-pump inhibitors for healing gastroesophageal reflux disease: A systematic review. J Gastroenterol Hepatol. 2019; 34: 1316-28.

12) Miwa H, et al. Randomised clinical trial: efficacy of the addition of a prokinetic, mosapride citrate, to omeprazole in the treatment of patients with non-erosive reflux disease - a double-blind, placebo-controlled study. Aliment Pharmacol Ther. 2011; 33: 323-32.

13) Tominaga K, et al. A randomized, placebo-controlled, double-blind clinical trial of rikkunshito for patients with non-erosive reflux disease refractory to proton-pump inhibitor: the G-PRIDE study. J Gastroenterol. 2014; 49: 1392-405.

14) Yamashita H, et al. Adding acotiamide to gastric acid inhibitors is effective for treating refractory symptoms in patients with non-erosive reflux disease. Dig Dis Sci. 2019; 64: 823-31.

15) Lam JR, et al. Proton pump inhibitor and histamine 2 receptor antagonist use and vitamin B_{12} deficiency. JAMA. 2013; 310: 2435-42.

16) Jankowski JA, et al. Review article: management of oesophageal adenocarcinoma - control of acid, bile and inflammation in intervention strategies for Barrett's oesophagus. Aliment Pharmacol Ther. 2004; 20: 71-80.

17) Katelaris PH. An evaluation of current GERD therapy: a summary and comparison of effectiveness, adverse effects and costs of drugs, surgery and endoscopic therapy. Best Pract Res Clin Gastroenterol. 2004; 18: 39-45.

18) Jankowski JAZ, et al. Esomeprazole and aspirin in Barrett's oesophagus (AspECT): a randomised factorial trial. Lancet. 2018; 392: 400-8.

19) Chandrasekar VT, et al. Significantly lower annual rates of neoplastic progression in short- compared to long-segment non-dysplastic Barrett's esophagus: a systematic review and meta-analysis. Endoscopy. 2019; 51: 665-72.

逆流性食道炎・非びらん性胃食道逆流症

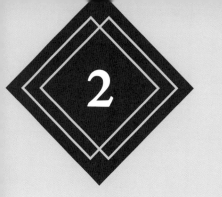

2 消化性潰瘍

▶ 1. 疾患の概要

　胃十二指腸潰瘍患者数は年々減少し，2017年で胃潰瘍は20,100人，十二指腸潰瘍が3,300人で，それぞれ1984年の18％と7％まで減少している．胃十二指腸潰瘍患者の治療は1982年のH$_2$受容体拮抗薬（H$_2$RA）や1991年のプロトンポンプ阻害薬（PPI）の登場により治癒率が飛躍的に改善した．*Helicobacter pylori*（*H. pylori*）と非ステロイド抗炎症薬（NSAIDs：non-steroidal anti-inflammatory drugs）が消化性潰瘍の2大リスクである．

　H. pylori の感染率は低下している．1950年代以前に生まれた世代の感染率は80〜90％と高率であるが，1980年代生まれの感染率は10〜20％と低下し，1990年代生まれでは約5％，2000年以降に生まれた世代では2％未満と著明に低下している[1]．出血性潰瘍を対象とした2002〜2007年群と2008〜2013年群で比較した研究では，*H. pylori* 感染率は71.6％から57.9％へと低下し，NSAIDs服用は39.9％から48.6％に増加した[2]．また，萎縮性胃炎，消化性潰瘍，胃MALTリンパ腫，胃癌など多くの消化器疾患において *H. pylori* の関与が報告されている．本邦では2000年11月に胃十二指腸潰瘍患者に対する *H. pylori* の感染診断と除菌療法が保険適用になった．*H. pylori* 除菌により胃の炎症所見が改善し，消化性潰瘍の再発率が有意に低下する．しかし，その一方で除菌しても胃癌のリスクはゼロにはならないことから除菌後も定期的な胃がん検診の継続が必要である．

▶ 2. 鑑別疾患

　消化性潰瘍の症状は，上腹部痛から，上腹部違和感，胸やけ，吐血，下血，悪心，嘔吐，背部放散痛など多彩な症状がみられるため，これらの症状を有する他の疾患との鑑別が必要となる．一般的に胃潰瘍は食後心窩部痛が多く，十二指腸潰瘍は空腹時心窩部痛が多くみられる．臨床症状，腹痛の性状や程度，潰瘍歴，基礎疾患，

胃切除の既往，服薬内容（NSAIDs，抗血栓剤）を問診で確認する．身体的診察を行い，圧痛，筋性防御を確認し，特に急性腹症においてはバイタルサインを確認する．血液検査，胸部・腹部単純 X 線検査，腹部超音波検査，心電図を行う．これらの検査を重症度に応じて組み合わせて，急性腹症の場合には CT 検査を考慮し，単純＋造影 2 相で撮影することが望ましい．

▶ 3. 治療内容

潰瘍の重篤な合併症としては，出血，穿孔，狭窄があげられる．臨床評価に加えて，血液検査，腹部エコー検査，内視鏡検査，CT 検査を適宜行い，合併症を的確かつ迅速に診断する．合併症がなければ PPI を中心とした薬物治療を行う．NSAIDs 服用の有無を確認する．　図2-1　に示した治療のフローチャートを参照する．

A) 出血症例

吐血，下血を初発症状として来院することが多い．来院時に患者の全身状態の把握を優先する．バイタルサインをチェックし，ショックの有無を評価する．下血の場合には上部消化管出血の可能性があるため，腹痛があれば痛みの部位や血液検査でBUN/Cre 比の上昇を確認する．CT を施行された場合には，造影剤の血管外への漏出（extravasation）や high density な貯留成分の分布を参考にする．また，肝硬変が存在する場合には胃食道静脈瘤が出血源である可能性が高まるため，血液検査や腹部エコー検査で評価を行う．再発を繰り返し難治の場合には血中ガストリン濃度をチェックする．

患者の循環動態が保たれていれば緊急内視鏡検査を検討する．緊急内視鏡適応の選別として Glasgow Blatchford Score（GBS）が有用である．スコアを　表2-1　に示す．0 〜 23 点で評価し，点数が高いほど内視鏡治療を要する可能性が高まり，GBS ≦ 1 では再出血リスクが低く，GBS 0 であれば緊急内視鏡検査介入不要と判断される[3]．内視鏡的止血が困難な症例に対しては，外科手術や血管内治療（IVR: interventional radiology）を検討する．

B) 穿孔症例

潰瘍穿孔例の 70 〜 75％は十二指腸潰瘍であり，胃潰瘍の穿孔は少ない．高齢者では腹痛などの自覚症状が軽度もしくは乏しいことがあるため注意を要する．突然の上腹部痛や腹膜刺激症状を呈する場合には，積極的に CT 検査を行い遊離ガス像の有無を確認する．

穿孔に対する内科的治療の適応は，① 24 時間以内の発症，②空腹時の発症，③

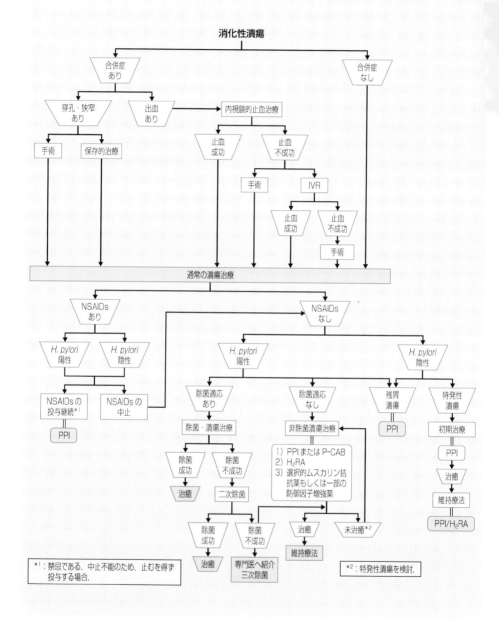

図2-1 消化性潰瘍治療のフローチャート

「日本消化器病学会. 消化性潰瘍診療ガイドライン 2020（改訂第 3 版）. p.xvi, 2020. 南江堂」より許諾を得て転載

JCOPY 498-14054

表2-1 Glasgow Blatchford score

評価項目		点数	評価項目		点数
BUN 値 (mg/dL)	< 18.2	0	収縮期血圧 (mmHg)	> 109	0
	18.2 〜 22.4 未満	2		100 〜 109	1
	22.4 〜 28.0 未満	3		90 〜 99	2
	28.0 〜 70.0 未満	4		< 90	3
	≧ 70.0	6		脈拍数≧ 100/ 分	1
Hb 値 (g/dL)	男性 ≧ 13	0	その他	黒色便	1
	12 〜 13 未満	1		失神	2
	10 〜 12 未満	3		肝疾患	2
	< 10	6		心不全	2
	女性 ≧ 12	0			
	10 〜 12 未満	1			
	< 10	6			

(Srygley FD, et al. JAMA. 2012; 307: 1072-9) [3]

重篤な合併症がなく全身状態が安定，④腹膜刺激症状が上腹部に限局，⑤腹水貯留が少量の場合などで考慮される．ただし，70歳以上の高齢者では外科手術を優先する．消化性潰瘍穿孔に対する内科治療は一般的に絶飲食，補液，経鼻胃管留置，抗菌薬および PPI の経静脈的投与が行われる．内科的治療を選択した場合には，経時的に CT をフォローする．腹腔内ガスや腹水の増量がみられた場合，または腹膜刺激症状が 24 時間以内に軽快しない場合には手術適応とされている．

C) 薬物治療

初期治療として PPI もしくは P-CAB を第一選択薬とすることが推奨されている．PPI や P-CAB を選択できない場合には H₂RA を投与する．*H. pylori* 検査を行い，病状が安定した時点で除菌療法を導入する．NSAIDs 継続投与下での潰瘍治癒率は *H. pylori* 感染の有無に影響されないとされており，NSAIDs 潰瘍の場合には NSAIDs の中止が可能かどうかを検討する．中止可能であれば NSAIDs を中止するのみで潰瘍は高率に治癒する．NSAIDs 服用下で酸分泌抑制薬による予防治療がされていない場合の胃潰瘍の発生頻度は 10 〜 15％，十二指腸潰瘍の発生頻度は 3％であることから，NSAIDs 中止が不可能な場合には，第一選択薬として PPI の併用が推奨されている．プロスタグランジン（PG）製剤併用もプラセボに比して潰瘍の治癒率が高いことが報告されているが[4]，PPI と PG 製剤の 8 週での胃潰瘍治癒効果の比較検討では PPI で有意に治癒率が高いことが報告されている（87％ vs

73%, P＜0.001）[5]．また，COX-2 選択的阻害薬では出血性潰瘍のリスクが増加しないことから[6]，NSAIDs を COX-2 選択的阻害薬にスイッチすることが望ましい．ただし，胃十二指腸潰瘍の既往歴がある患者では，COX-2 選択的阻害薬服用下においても PPI 併用による潰瘍発生予防を行うことが推奨されている．

　低用量アスピリン（LDA: low dose aspirin）服用患者では消化性潰瘍の発生率および上部消化管出血リスクが高い．LDA 継続投与下で消化性潰瘍出血を認めた症例に対する内視鏡止血治療後の LDA 継続投与は，PPI 併用により消化性潰瘍再出血を増加させず全死亡を有意に低下させていることから，LDA は休薬せず PPI 併用下で継続することが望ましい．なお，NSAIDs もしくは LDA 服用下の潰瘍既往のない患者に対する潰瘍の一次予防として，PPI，P-CAB，H$_2$RA は保険適用外となっている．

💊 4. 薬の選び方・使い方

A) プロトンポンプ阻害薬（PPI），カリウムイオン競合型アシッドブロッカー（P-CAB）

　PPI もしくは P-CAB による初期治療後に *H. pylori* 除菌治療を行うことが強く推奨されている．除菌成功例に対しては潰瘍再発予防を目的とした抗潰瘍薬の投与は必要ない．しかし，除菌不成功例や除菌治療未施行例，または薬剤アレルギーや副作用により投与できない症例に対しては，潰瘍再発を抑制するために PPI，P-CAB，H$_2$RA による維持療法を行う必要がある．NSAIDs もしくは LDA 投与時の消化性潰瘍の再発抑制（二次予防）として，ランソプラゾールは 15mg/日，エソメプラゾールは 20mg/日，ボノプラザンは 10mg/日を投与することができる．

◆ オメプラゾール（オメプラゾン®，オメプラール®）				
	内服	20mg/日（1 錠）		分 1
◆ ランソプラゾール（タケプロン®）	内服	30mg/日（1 カプセル）		分 1
◆ ラベプラゾール（パリエット®）	内服	10〜20mg/日（1 錠）		分 1
◆ エソメプラゾール（ネキシウム®）	内服	20mg/日（1 カプセル）		分 1
◆ ボノプラザン（タケキャブ®）	内服	20mg/日（1 錠）		分 1

　※胃潰瘍，吻合部潰瘍では 8 週間まで，十二指腸潰瘍では 6 週間までの投与とする．

JCOPY 498-14054

B) *H. pylori* 除菌治療

　本邦の標準的な *H. pylori* に対する一次除菌療法は, PPI もしくは P-CAB, アモキシシリン, クラリスロマイシンの 3 種類の薬物を 7 日間投与する 3 剤併用療法である. 二次除菌療法ではクラリスロマイシンをメトロニダゾールに変更する. 三次除菌療法のレジメンとして, P-CAB, アモキシシリン, シタフロキサシンによる 7 日間の 3 剤療法が, PPI, アモキシシリン, シタフロキサシンの 3 剤療法よりも効果的であることを示しているが[7], エビデンスレベルの高い報告が少ない.

【一次除菌】

◆　ボノプラザン (タケキャブ®)　　内服　　　　40mg/ 日 (2 錠)　分 2・食後
◆　アモキシシリン (サワシリン®) 内服　　1500mg/ 日 (6 カプセル)
　　　　　　　　　　　　　　　　　　　　　　　　　　　　　　　分 2・食後

◆　クラリスロマイシン (クラリシッド®) 内服
　　　　　　　　400 〜 800mg/ 日 (2 〜 4 錠)　分 2・食後を 7 日間投与する

　(ボノサップパック 400/ ボノサップパック 800 を 7 日間投与する)

【二次除菌】

◆　オメプラゾール (オメプラゾン®, オメプラール®)
　　　　　　　　　　　　　　　内服　　40mg/ 日 (2 錠)　　または
　　　ランソプラゾール (タケプロン®) 内服　　60mg/ 日 (2 カプセル)　　または
　　　ラベプラゾール (パリエット®)　　内服　　20mg/ 日 (2 錠)　　または
　　　エソメプラゾール (ネキシウム®) 内服　　40mg/ 日 (2 カプセル)　　または
　　　ボノプラザン (タケキャブ®)　　　内服　　40mg/ 日 (2 錠)　分 2・食後
◆　アモキシシリン (サワシリン®)　　内服　　1500mg/ 日 (6 カプセル)
　　　　　　　　　　　　　　　　　　　　　　　　　　　　　　　分 2・食後
◆　メトロニダゾール (フラジール®) 内服　　500mg/ 日 (2 錠)
　　　　　　　　　　　　　　　　　　　　　　分 2・食後を 7 日間投与する

　※二次除菌治療では P-CAB と PPI の除菌率は同等であるため, ① P-CAB を PPI に置き換えることも可.
　※ラベプラゾールはラベファインパック, ボノプラザンはボノピオンパックを 7 日間投与する.

【三次除菌】保険適用外
◆ オメプラゾール (オメプラゾン®，オメプラール®)
　　　　　　　　　　　　　　　　内服　　40mg/ 日（2 錠）　または
　　　ランソプラゾール (タケプロン®) 内服　　60mg/ 日（2 カプセル）　または
　　　ラベプラゾール (パリエット®)　　内服　　20mg/ 日（2 錠）　または
　　　エソメプラゾール (ネキシウム®) 内服　　40mg/ 日（2 カプセル）　または
　　　ボノプラザン (タケキャブ®)　　　内服　　40mg/ 日（2 錠）　分 2・食後
◆ シタフロキサシン (グレースビット®) 内服　　100mg/ 日（2 錠）分 2・食後
◆ アモキシシリン (サワシリン®) 内服　　1500mg/ 日（6 カプセル）　分 2
　　　またはメトロニダゾール (フラジール®) 内服　　500mg/ 日（2 錠）
　　　　　　　　　　　　　　　　　　分 2・食後を 7 〜 14 日間投与する

❗ 5. 薬剤の副作用，相互作用，合併症，その対策

A) シタフロキサシン

　2019 年 1 月にシタフロキサシン（グレースビット®）を含むすべてのニューキノロン系抗菌薬の添付文書が改訂され，大動脈瘤と大動脈解離が慎重投与ならびに重大な副作用に加えられた．重大な副作用の項に「大動脈瘤，大動脈解離を引き起こすことがある」と記載され，慎重投与の項に「大動脈瘤又は大動脈解離を合併している患者，大動脈瘤又は大動脈解離の既往，家族歴若しくはリスク因子（マルファン症候群等）を有する患者」と追記された．必要に応じて画像検査の実施も考慮すること等が記載されている．

B) 輸血療法の適応と実施

　複数のランダム化比較試験，システマティックレビューでは，Hb 7.0g/dL 未満で輸血を行った場合 Hb 9.0g/dL 未満と比較して死亡率，再出血率，急性冠動脈疾患の発生を抑止することが報告されている[8-10]．Hb 9.0g/dL 以上で輸血が必要となることは少ないが，冠動脈疾患，肺機能障害，脳循環障害のある患者では Hb 10g/dL 程度を維持することが推奨されている．また，成人の血液透析患者の場合では，Hb 10g/dL 以上 12g/dL 未満を維持することが日本透析医学会のガイドラインで推奨されている[11]．

　Hb 7.0g/dL 未満の場合に輸血を考慮する必要があるが，心血管疾患，透析患者などの合併症の有無やバイタルサインによって輸血すべきタイミングは異なる．患

JCOPY 498-14054

表2-2 抗凝固薬・抗血小板薬の休薬による血栓症イベント発症高リスク群

抗血小板薬関連

- 冠動脈ステント留置後 2 カ月
- 冠動脈薬剤溶出性ステント留置後 12 カ月
- 脳血行再建術（頸動脈内膜剥離術，ステント留置）後 2 カ月
- 主幹動脈に 50％以上の狭窄を伴う脳梗塞または一過性脳虚血発作
- 最近発症した虚血性脳卒中または一過性脳虚血発作
- 閉塞性動脈硬化症で Fontaine 3 度（安静時疼痛）以上
- 頸動脈超音波検査，頭頸部磁気共鳴血管画像で休薬の危険が高いと判断される所見を有する場合

抗凝固薬関連*

- 心原性脳塞栓症の既往
- 弁膜症を合併する心房細動
- 弁膜症を合併していないが脳卒中高リスクの心房細動
- 僧帽弁の機械弁置換術後
- 機械弁置換術後の血栓塞栓症の既往
- 人工弁設置
- 抗リン脂質抗体症候群
- 深部静脈血栓症・肺塞栓症

*：ワルファリンなど抗凝固療法中の休薬に伴う血栓・塞栓症のリスクは様々であるが，一度発症すると重篤であることが多いことから，抗凝固療法中の症例は全例，高リスク群として対応することが望ましい．
（藤本一眞, 他. 抗血栓薬服用者に対する消化器内視鏡診療ガイドライン. Gastroenterol Endosc. 2012; 54: 2075-102）

者状況や合併症の有無を考慮した上で輸血を適切に行うことが重要である.

C) 抗血栓薬服用中の出血性潰瘍に対する休薬

　抗凝固薬・抗血小板薬の休薬の有無については，継続した場合の再出血のリスクの増加と休薬した場合の血栓症イベントリスクの増加の両面について考慮しなければならない. 抗凝固薬・抗血小板薬の休薬による血栓症イベントの発症高危険群を **表2-2** に示す. 消化性潰瘍診療ガイドライン 2020 改訂版では，アスピリン服用中の血栓症イベント発症高リスク群はアスピリンを休薬しないことが推奨されている. ワルファリン服用中の出血性潰瘍に対して，止血を理由としたワルファリンの休薬が推奨されており，その場合にはヘパリン置換や内視鏡的止血確認後できる限り速やかにワルファリンを再開することが推奨されている. 直接経口抗凝固薬（DOAC）は 0.5 ～ 5 時間で血中濃度がピークに達し，半減期がワルファリンの 40 時間前後と比較すると 12 時間前後と短く，持続時間は 36 ～ 48 時間とされている. DOAC 休薬に関するエビデンスはないが，ガイドラインでは止血を理由とした休薬および内視鏡的止血確認後早期（1 ～ 2 日以内）の再開が提案されている.

　「抗血栓薬服用者に対する消化器内視鏡診療ガイドライン 直接経口抗凝固薬（DOAC）を含めた抗凝固薬に関する追補 2017」では，ワルファリン内服者での出

2 消化性潰瘍

血高危険度の消化器内視鏡においては，ヘパリン置換は後出血リスクを上げる可能性があるため，PT-INRが治療域であればワルファリン継続下での施行が容認されている．DOAC服用時の通常の消化器内視鏡検査，粘膜生検および出血低危険度の消化器内視鏡は，DOACは休薬なしに施行可能である．出血高危険度の消化器内視鏡においては，DOAC服用者は前日まで内服を継続し，処置当日の朝から内服を中止し，翌日の朝から内服を再開するとしている[12]．消化器内視鏡検査・治療に対する出血危険度を分類したものを **表2-3** に示すので参考にされたい[13]．

D) *H. pylori* 除菌判定

H. pylori 感染の診断と治療のガイドライン2016改訂版では，除菌判定は除菌治療薬中止後4週以降に行うとされ，除菌判定には尿素呼気試験および便中抗原検査が有用であるとしている．しかし，Okimotoらは除菌治療終了4週後の判定おいて偽陰性症例が存在していることを報告しており[14]，筆者は除菌治療終了8週を目安に除菌判定を行っている．PPIやP-CABは *H. pylori* に対する静菌作用を有する

表2-3 出血危険度による消化器内視鏡の分類

1. 通常消化器内視鏡

上部消化管内視鏡（経鼻内視鏡を含む）
下部消化管内視鏡
超音波内視鏡
カプセル内視鏡
内視鏡的逆行性膵胆管造影

2. 内視鏡的粘膜生検（超音波内視鏡下穿刺吸引術を除く）

3. 出血低危険度の消化器内視鏡

バルーン内視鏡
マーキング（クリップ，高周波，点墨，など）
消化管，膵管，胆管ステント留置法（事前の切開手技を伴わない）
内視鏡的乳頭バルーン拡張術

4. 出血高危険度の消化器内視鏡

ポリペクトミー（ポリープ切除術）
内視鏡的粘膜切除術
内視鏡的粘膜下層剥離術
内視鏡的乳頭括約筋切開術
内視鏡的十二指腸乳頭切除術
超音波内視鏡下穿刺吸引術
経皮内視鏡的胃瘻造設術
内視鏡的食道・胃静脈瘤治療
内視鏡的消化管拡張術
内視鏡的粘膜焼灼術
その他

（藤本一眞，他．抗血栓薬服用者に対する消化器内視鏡診療ガイドライン．
Gastroenterol Endosc. 2012; 54: 2075-102）

ことから除菌前後の感染診断の実施にあたっては，静菌作用を有する当該薬剤投与を少なくとも2週間は中止することが望ましい[15]．なお，抗体測定法はPPIなどの影響を受けず，便中抗原検査もPPIの影響が少ないとされている．PPIもしくはP-CABを服用している場合には，筆者は効果判定前の1カ月はH$_2$RAにスイッチしている．

▶6. 治療のコツ，最新の知見

A) A型胃炎

A型胃炎は，病理学的に逆萎縮性胃炎を呈し，抗胃壁細胞抗体や抗内因子抗体を発現する自己免疫性胃炎である．胃体部の高度の萎縮性胃炎により胃癌発症のリスクがあり，抗内因子抗体によりビタミンB$_{12}$の吸収障害をきたし悪性貧血が生じる．また，高ガストリン血症を伴うため胃神経内分泌腫瘍（NEN: neuroendocrine neoplasm）の合併率が高いことでも知られている．

A型胃炎の診断基準に関してはいまだ確定したものはない．A型胃炎に合併する高ガストリン血症の定義もないが，青木らの検討ではA型胃炎の定義を内視鏡的に逆萎縮を認め，抗胃壁細胞抗体が陽性，血清ガストリン値が700pg/mL以上としている[16]．

B) PPIによる胃癌発症のリスク

H. pylori 感染者において，PPIの長期投与により胃粘膜萎縮が進行することが報告されている[17, 18]．*H. pylori* 除菌後のPPI長期使用が胃癌発症に与える影響を明らかにするために行われた検討では，63,397人の除菌後患者において，153人（0.24%）が平均7.6年の観察期間中に胃癌を発症した．H$_2$RA群の胃癌発症のハザード比（HR: hazard ratio）は0.72（95% CI 0.48-1.07）であり，胃癌発症のリスク増加を認めなかったが，PPI群ではHR 2.44（95% CI 1.42-4.20）と，胃癌発症のリスクが2倍に増加した．さらに，PPIの投与期間と胃癌発症は正の相関を示した［PPI内服1年以上：HR 5.04（95% CI 1.23-20.61），2年以上内服：HR 6.65（95% CI 1.62-27.26），3年以上内服：HR 8.34（95% CI 2.02-34.41）][19]．英国の大規模プライマリケアデータベースから，1990年1月～2018年4月に適応疾患に対してPPIまたはH$_2$RAを新規に開始された患者，それぞれ973,281例と193,306例を特定し，胃癌発症のリスクを検討した．全ての交絡因子を調整したモデルでは，胃癌発症のリスクはH$_2$RA群に対してPPI群で45%上昇した（HR 1.45, 95% CI 1.06-1.98）[20]．以上より，PPI使用者はH$_2$RA使用者と比べて胃癌発症のリスクが高いことが示唆される．

■参考文献

日本消化器病学会. 消化性潰瘍診療ガイドライン 2020（改訂第 3 版）. 南江堂; 2020.
1）Inoue M. Changing epidemiology of *Helicobacter pylori* in Japan. Gastric Cancer. 2017; 20: 3-7.
2）Nagasue T, et al. Time trends of the impact of *Helicobacter pylori* infection and non-steroidal anti-inflammatory drugs on peptic ulcer bleeding in Japanese patients. Digestion. 2015; 91: 37-41.
3）Srygley FD, et al. Does this patient have a severe upper gastrointestinal bleed? JAMA. 2012; 307: 1072-9.
4）Roth S, et al. Misoprostol heals gastroduodenal injury in patients with rheumatoid arthritis receiving aspirin. Arch Intern Med. 1989; 149: 775-9.
5）Hawkey CJ, et al. Omeprazole compared with misoprostol for ulcers associated with nonsteroidal antiinflammatory drugs. Omeprazole versus Misoprostol for NSAID-induced Ulcer Management (OMNIUM) Study Group. N Engl J Med. 1998; 338: 727-34.
6）Masclee GM, et al. Risk of upper gastrointestinal bleeding from different drug combinations. Gastroenterology. 2014; 147: 784-92.
7）Sue S, et al. Randomized trial of vonoprazan-based versus proton-pump inhibitor-based third-line triple therapy with sitafloxacin for *Helicobacter pylori*. J Gastroenterol Hepatol. 2019; 34: 686-92.
8）Villanueva C, et al. Transfusion strategies for acute upper gastrointestinal bleeding. N Engl J Med. 2013; 368: 11-21.
9）Rohde JM, et al. Health care-associated infection after red blood cell transfusion: a systematic review and meta-analysis. JAMA. 2014; 311: 1317-26.
10）Carson JL, et al. Transfusion thresholds and other strategies for guiding allogeneic red blood cell transfusion. Cochrane Database Syst Rev. 2016; 10: CD002042.
11）日本透析医学会. 慢性腎臓病患者における腎性貧血治療のガイドライン 2015 年版. 透析会誌. 2016; 49: 89-158.
12）加藤元嗣, 他. 抗血栓薬服用者に対する消化器内視鏡診療ガイドライン　直接経口抗凝固薬（DOAC）を含めた抗凝固薬に関する追補 2017. Gastroenterol Endosc. 2017; 59: 1547-58.
13）藤本一眞, 他. 抗血栓薬服用者に対する消化器内視鏡診療ガイドライン. Gastroenterol Endosc. 2012; 54: 2075-102.
14）Okimoto T, et al. Is the recurrence of *Helicobacter pylori* infection after eradication therapy resultant from recrudescence or reinfection, in Japan. Helicobacter. 2003; 8: 186-91.
15）Graham DY, et al. Studies regarding the mechanism of false negative urea breath tests with proton pump inhibitors. Am J Gastroenterol. 2003; 98: 1005-9.
16）青木利佳, 他. 日本における A 型胃炎の頻度と特徴. Gastroenterol Endosc. 2017; 59: 881.
17）Kuipers EJ, et al. Atrophic gastritis and *Helicobacter pylori* infection in patients with reflux esophagitis treated with omeprazole or fundoplication. N Engl J Med. 1996; 334: 1018-22.
18）Li Z, et al. Effect of long-term proton pump inhibitor administration on gastric mucosal atrophy: a meta-analysis. Saudi J Gastroenterol. 2017; 23: 222-8.
19）Cheung KS, et al. Long-term proton pump inhibitors and risk of gastric cancer development after treatment for *Helicobacter pylori*: a population-based study. Gut. 2018; 67: 28-35.
20）Abrahami D, et al. Proton pump inhibitors and risk of gastric cancer: population-based cohort study. Gut. 2022; 71: 16-24.

JCOPY 498-14054

3 機能性ディスペプシア

▶ 1. 疾患の概要

　機能性ディスペプシア（FD: functional dyspepsia）とは，症状の原因となる器質的・全身性・代謝性疾患がないにもかかわらず，慢性的に心窩部痛や胃もたれなどの心窩部を中心とする腹部症状を呈する疾患である．2016年に改訂されたRome IV基準では，FDを「症状を説明できそうな器質的，全身性，代謝性疾患がないにもかかわらず，食後膨満感，早期満腹感，心窩部痛，心窩部灼熱感の4つの症状のうち1つ以上を有するもので，6カ月以上前にこれらの症状を経験し，しかもこの3カ月間この症状が続いているもの」と定義している．この4つの症状のうち，前二者を有するものをPDS（postprandial distress syndrome；食後愁訴症候群），後二者を有するものをEPS（epigastric pain syndrome；心窩部痛症候群）と呼んでいる．以前は胸焼けもディスペプシアの症状の1つとされていたが，Rome分類ではRome I以降現在のRome IVまで，胸焼けを含めて胃食道逆流症（GERD: gastro-esophageal reflux disease）はディスペプシアに含まれていない．

　日本人のFDの有病率は，FDの定義，対象者，解析手法により異なる．一般住民を対象としたインターネット調査では7.0％と報告され[1]，健診者を対象とする検討では11〜17％と報告されている[2-4]．海外におけるFDの有病率は，欧州で11.0〜23.8％，米国で15％とされており[5,6]，本邦と比較して同等かやや高値と考えられる．一方，病院受診者を対象としたFDの有病率は，上腹部症状を主訴に受診した患者の45〜53％と報告されている[7,8]．

　FDの病因，病態は多種多様な因子がFDの発症に関与している．FDの病因としては遺伝的な素因，幼小児期，思春期の心理社会的な経験，現在の社会的な環境，アルコール飲料や喫煙，香辛料などの食事生活環境，腸管感染の既往とその免疫記憶，胃の形態的なバリエーション，*H. pylori* 感染などが考えられている[9]．

　上腹部症状を主訴に医療機関を受診した患者のうち，症状の原因となる器質的疾患を認めた患者は全体の9％のみであり，ほとんどの患者は異常所見を認めなかっ

た[10]．萎縮性胃炎とディスペプシアの関連性は低いと考えるのが一般的であるが，*H. pylori* 感染に関しては，除菌療法により一定の割合でディスペプシア症状が改善することが報告されている[11, 12]．ディスペプシア症状は慢性的であるが，持続的でないことが多く，医療機関を転々と受診するドクターショッピングの状態に陥ることがある．患者の QOL が大きく低下することから，FD 患者を正しく診断し，治療することが必要である．

▶ 2. 鑑別疾患

上腹部症状のために内視鏡検査を施行された 1,027 例のうち，90 例（9.0%）に器質的疾患が認められ，その内訳は，逆流性食道炎 27 例（30%），びらん性胃炎 27 例（30%），胃潰瘍 20 例（22%），十二指腸潰瘍 7 例（8%），胃癌 3 例（0.3%）であった[10]．ディスペプシア症状の原因として，消化性潰瘍が 5 〜 10%，GERD が 10 〜 20%，進行胃・食道癌が 0.1 〜 2% に認められていることから，有症状患者に対して上部内視鏡検査を確実に行いたい[9]．

FD 診断と治療のフローチャート 図3-1 と診断に必要な検査表 表3-1 を示す．これらに沿って診断を行う．

A) 警告徴候（アラームサイン）

FD の診断には，症状の評価に加え器質的疾患の除外が必要となるため，診察時の病歴聴取および症状把握が重要である．器質的疾患を疑う徴候として警告徴候（アラームサイン）に注意を払わなければいけない 表3-2 ．本邦の機能性消化管疾患診療ガイドライン 2021 では，高齢での新規症状発現，体重減少，再発性の嘔吐，出血，嚥下障害・嚥下痛，腹部腫瘤，発熱，食道癌や胃癌の家族歴などを警告徴候としている．丁寧な病歴聴取と診察が必要とされる．

B) *H. pylori* 感染の有無

H. pylori 感染に関しては，除菌療法により一定の割合でディスペプシア症状が改善することが報告されている[11, 12]．2014 年に開催された Kyoto Global Consensus Meeting for *H. pylori* Infection では，*H. pylori* 除菌後 6 カ月あるいは 1 年経過して症状が消失した場合には症状の原因が *H. pylori* であると考え，*H. pylori* 関連ディスペプシアと定義され，これは Rome Ⅳでも採用されている．したがって，*H. pylori* 感染によるディスペプシア症状は，FD ではなく *H. pylori* 関連ディスペプシアと診断する．

C) 膵機能異常

膵炎既往のないディスペプシア症状を有する患者に膵機能検査を行うと，24% に

JCOPY 498-14054

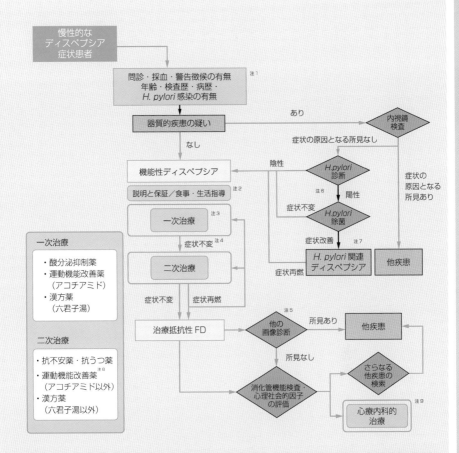

注1：警告徴候とは以下の症状をいう．①高齢での新規症状発現，②体重減少，③再発性の嘔吐，④出血，⑤嚥下障害，嚥下痛，
　　⑥腹部腫瘤，⑦発熱，⑧食道癌や胃癌の家族歴．
注2：説明と保証→患者に機能性ディスペプシアが，上部消化管の機能的変調によって起こっている病態であり，生命予後に影響
　　する病態の可能性が低いことを説明する．主治医が患者の愁訴を医学的対応が必要な病態として受け止めたこと，愁訴に対して
　　治療方針が立てられることを説明することで，患者との適切な治療的関係を構築する．内視鏡検査前の状態にあっては，器質的
　　疾患の確実な除外には内視鏡検査が必要であることを説明する．
注3：ここではエビデンスレベルAで推奨度の高いものを一次治療とした．それ以外を二次治療とし，使用してもよい薬剤とした．
注4：4～8週を目処として治療し効果がなければ次のステップへと進む．
注5：腹部超音波検査，腹部CT検査，消化管造影検査などが含まれる．内視鏡検査を行っていない場合には内視鏡検査を行うこ
　　と．
注6：症状が不変の場合には他の画像診断の必要性も考慮する．
注7：H. pylori 除菌後，6ヵ月から1年後に症状が消失または改善した場合に H. pylori 関連ディスペプシアと診断する．
注8：アコチアミドは AChE 阻害薬である．ドパミン受容体拮抗薬，セロトニン 5-HT₄ 受容体作動薬が含まれる．
注9：心療内科的治療（自律訓練法，認知行動療法，催眠療法など）などが含まれる．

図3-1 FD 診断と治療のフローチャート

「日本消化器病学会．機能性消化管疾患診療ガイドライン 2021 －機能性ディスペプシア（FD）（改訂第
2 版）．p.xvi, 2021. 南江堂」より許諾を得て転載

表3-1 診療レベルに応じた FD の診断・治療に必要な検査

	Grade	EvL	PC 医	消化器病専門医	研究機関
病歴聴取（医療面接）	na		●	●	●
身体診察	na		●	●	●
NSAIDs, LDA 使用の確認	na		●	●	●
末梢血，生化学一般	na		●	●	●
自己記入式問診票	弱	B	△	△	●
上部消化管内視鏡	na			●	●
H. pylori 感染検査	na		△	●	●
上部消化管透視	na			△	△
腹部超音波検査	na			△	●
腹部 CT 検査	na			△	●
消化管機能検査*	na				●
心理社会的因子の評価*	弱	B		△	●

Grade: 推奨の強さ
na: 推奨グレードなし (not available)
EvL: エビデンスレベル (evidence level)
PC 医: プライマリケア医
LDA: 低用量アスピリン (low dose aspirin)

△: 可能ならば実施する検査
●: 実施すべき検査
*: 研究施設によって行いうる検査は異なる

「日本消化器病学会. 機能性消化管疾患診療ガイドライン 2021 －機能性ディスペプシア（FD）
（改訂第 2 版）. p.xvii, 2021. 南江堂」より許諾を得て転載

表3-2 器質的疾患を疑った際のアラームサイン

- 高齢での新規症状発現
- 体重減少
- 再発性の嘔吐
- 出血
- 嚥下障害・嚥下痛
- 腹部腫瘤
- 発熱
- 食道癌や胃癌の家族歴

「日本消化器病学会. 機能性消化管疾患診療ガイドライン 2021 －機能性ディスペプシア（FD）
（改訂第 2 版）. p.44, 2021. 南江堂」を参考に作成

慢性膵炎の可能性があることが報告されている[13]．器質的病変を有さない FD 患者
では，早期慢性膵炎患者が一定の割合で存在していることも報告されていることか
ら，FD を診断するにあたっては，慢性膵炎を鑑別する必要がある．

D）上部内視鏡検査

　上部内視鏡検査は必須ではない．ただし，警告徴候（アラームサイン）が陽性で
ある場合や器質的疾患が疑われる場合には積極的に内視鏡検査を行う．FD に伴う
症状をきたす場合に鑑別すべき疾患には，胃癌，食道癌，膵癌，逆流性食道炎，
胃・十二指腸潰瘍，慢性膵炎，慢性胆嚢炎などがあるため，内視鏡検査に加えて腹
部超音波検査や腹部 CT も必要があれば行いたい．また，腹部 CT では，低頻度で

JCOPY 498-14054

はあるが上腸間膜症候群や正中弓状靱帯圧迫症候群も除外しておく．悪性疾患は見落とさないよう確実に除外しておきたい．

▶ 3. 治療内容

　診療ガイドラインでは，分類，症状，治療の反応性に応じて段階的治療を推奨しており，後述する3段階に分けて治療のステップアップを行う．FD診断と治療のフローチャート 図3-1 を参照する．

A) 前段階

　FD患者は健常者と比較して運動の頻度が低く，難治性FD患者は，非難治性FD患者と比較して身体活動レベルが低いとの報告がある．また，FD患者では夜間に繰り返し覚醒する，起床時に熟睡感が得られないなどの睡眠障害が認められる傾向にある．食生活に関しては，FD患者は不規則な食事パターン，早食い，夜間の脂肪食摂取など食生活が乱れる傾向にある．

　生活習慣指導や食事療法の有用性を示すエビデンスは少ないが，実施するにあたり不利益がなく実地臨床ではよく行われていることから，生活習慣指導や食事療法は行うことを推奨されている．

B) 一次治療

　診療ガイドラインではエビデンスレベルAで推奨度が高いものを一次治療とされている．一次治療においては，プロトンポンプ阻害薬（PPI）とH_2受容体拮抗薬（H_2RA），運動機能改善薬（アコチアミド），漢方薬（六君子湯）による治療を行う．PPIはプラセボに比べて10〜20％高頻度に上腹部症状を改善させ，H_2RAもプラセボと比較して20％程度の症状改善の上乗せ効果があることが示されている．消化管運動機能改善薬は，ドパミンD_2受容体拮抗作用を有するメトクロプラミド，ドンペリドン，スルピリド，イトプリド，オピオイド受容体刺激作用を有するトリメブチン，セロトニン5-HT_4受容体刺激作用を有するモサプリド，コリンエステラーゼ阻害作用を有するアコチアミドがある．一次治療ではアコチアミドが推奨されている．漢方薬では，六君子湯のFD症状に対する有効性が評価されている．

C) 二次治療

　一次治療により症状の改善が見られない場合には二次治療に移行する．二次治療では抗不安薬，抗うつ薬，アコチアミド以外の運動機能改善薬，六君子湯以外の漢方薬による治療を行う．抗うつ薬では，選択的セロトニン再取り込み阻害薬（SSRI）はメタ解析でプラセボを有意に超える有効性は認められないが，三環系抗うつ薬はプラセボより有効であることが示されている．抗不安薬では，ベンゾジアゼピン系

受容体作動薬は FD に対する十分なエビデンスはなく, 5-HT$_{1A}$ 受容体作動薬もプラセボに対する有効性は示されていない. メトクロプラミドとドンペリドンは有害事象に注意を要するため短期使用が推奨される. モサプリドは日本人でのランダム化オープンラベル試験で有意な症状改善効果が示されている. 漢方薬では, 六君子湯以外の漢方薬は FD に対するエビデンスが少ないが, 半夏厚朴湯や加味逍遙散は FD 症状に対する有効性が報告されている.

4. 薬の選び方・使い方

A) プロトンポンプ阻害薬 (PPI), カリウムイオン競合型アシッドブロッカー (P-CAB)

Cochrane システマティックレビューでは, 6,172 例 (18 研究) を対象とした PPI とプラセボの比較試験において症状消失もしくは症状が最小限となった症例が, PPI 群 31.1％, プラセボ群 25.8％と有効性が示されている (リスク比 0.88, 95％ CI 0.82-0.94) [14]. 本邦における検討では, ラベプラゾールが運動機能改善薬であるイトプリドとの比較において有意に症状改善効果が報告されている [15]. PPI はガイドラインで使用を推奨されている. P-CAB については FD 症例を対象とした使用経験の報告にとどまることから, ガイドラインでは使用することを提案されている. なお, PPI と P-CAB はともに FD に対して保険適用はない.

◆ オメプラゾール (オメプラゾン®, オメプラール®)
　　　　　　　　　　　　　　　　　内服　20mg/ 日　分 1・食後
◆ ランソプラゾール (タケプロン®) 内服　30mg/ 日　分 1・食後
◆ ラベプラゾール (パリエット®)　内服　10mg/ 日　分 1・食後
◆ エソメプラゾール (ネキシウム®) 内服　20mg/ 日　分 1・食後
◆ ボノプラザン (タケキャブ®)　　内服　20mg/ 日　分 1・食後

B) ヒスタミン H$_2$ 受容体拮抗薬

Cochrane システマティックレビューでは, non-ulcer dyspepsia (NUD) 2,183 例 (12 研究) を対象とした H$_2$RA とプラセボの比較試験において, H$_2$RA は有意に症状改善を認め, 相対リスク減少は 23％ (95％ CI 8-35) であった [16]. H$_2$RA はガイドラインで使用を推奨されている. なお, H$_2$RA は FD に対して保険適用はない.

JCOPY 498-14054

◆ シメチジン (タガメット®)	内服	800mg/ 日	分 2・食後
◆ ニザチジン (アシノン®)	内服	300mg/ 日	分 2・食後
◆ ファモチジン (ガスター®)	内服	40mg/ 日	分 2・食後
◆ ラニチジン (ザンタック®)	内服	300mg/ 日	分 2・食後
◆ ラフチジン (プロテカジン®)	内服	20mg/ 日	分 2・食後
◆ ロキサチジン (アルタット®)	内服	150mg/ 日	分 2・食後

C) コリンエステラーゼ阻害薬 (アコチアミド)

アコチアミドは日本人 1,156 例を対象とした臨床試験で食後愁訴症候群において
プラセボの効果を有意に上回りその有効性が示され[17]，本邦で唯一 FD に対して保
険適用を有する薬剤である．システマティックレビュー（リスク比 1.29, 95% CI
1.19-1.40）[18] や Cochrane レビュー（リスク比 0.94, 95% CI 0.91-0.98）[19] においても
アコチアミドはプラセボに比べて FD に対する有効性が示されている．アコチアミ
ドはガイドラインで使用を推奨されている．

| ◆ アコチアミド (アコファイド®) 内服 | 300mg/ 日 | 分 3・食前 |

D) セロトニン (5-HT$_4$) 受容体作動薬

Cochrane ライブラリーでは，モサプリドはプラセボに比して有意な症状改善を
認めず，推奨するだけのデータはない．一方で，日本人でのランダム化オープンラ
ベル試験では，モサプリドによる有意な症状改善効果が示されていることから[10]，
ガイドラインでは使用を提案されている．

| ◆ モサプリド (ガスモチン®) 内服 | 15mg/ 日 | 分 3・食後 |

E) ドパミン D$_2$ 受容体拮抗薬 (メトクロプラミド，ドンペリドン，スルピリド，イトプリド)

メトクロプラミド，ドンペリドンにはプラセボ対照研究は存在していないが，ド
ンペリドンは夜間のディスペプシア症状の改善効果を示したと報告されている．ス
ルピリドは，胃・十二指腸潰瘍，統合失調症，うつ病・うつ状態に保険適用を有し
ている．スルピリドは FD を対象としたランダム化比較試験において，プラセボに
比べて有意に嘔気とゲップ症状を改善させている[20]．FD 2,620 例を登録した 9 つの
ランダム化比較試験によるメタ解析では，イトプリドは対照群と比較して，患者全

般評価（リスク比 1.11, 95％ CI 1.03-1.19），食後膨満感（リスク比 1.21, 95％ CI 1.03-1.44），早期満腹感（リスク比 1.24, 95％ CI 1.01-1.53）でわずかに症状改善効果が示されている[21]．一方で，Cochrane ライブラリーでは，プラセボを対照とした 6 つの研究によるメタ解析においてイトプリドの有効性は示されていない[22]．ガイドラインではドパミン D_2 受容体拮抗薬は使用を提案されている．

◆ メトクロプラミド（プリンペラン®）
　　　　　　　　　　　　　内服　　10 ～ 30mg/ 日　分 2 ～ 3・食前
◆ ドンペリドン（ナウゼリン®）内服　　30mg/ 日　分 3・食前
◆ スルピリド（ドグマチール®）内服　150mg/ 日　分 3・食後
◆ イトプリド（ガナトン®）　　内服　150mg/ 日　分 3・食前

F）漢方薬

　六君子湯は胃運動機能改善を中心とした薬理学的作用が解明されており，上腹部症状に対して使用されることが多い．本邦で実施された FD 患者を対象としたランダム化比較試験では，主要評価項目である 8 週後の全般的治療改善効果でプラセボに対して有意であることが示され，不安症状に対する改善作用も認められている[23]．この結果は，脳腸両者が相互に作用し症状の出現を惹起させる FD 患者において，六君子湯が有効であることを支持するものと考えられる．一方，六君子湯以外の漢方薬では FD 治療としてのエビデンスは少ない．半夏厚朴湯が上腹部痛や消化不良症状の改善に有効であると報告されている[24]．

◆ 六君子湯　　内服　7.5g/ 日　分 2 ～ 3・食前または食間
◆ 半夏厚朴湯　内服　7.5g/ 日　分 2 ～ 3・食前または食間

G）抗うつ薬・抗不安薬

　FD に対する抗うつ薬・抗不安薬によるランダム化比較試験は少ない．SSRI はプラセボを有意に超える有効性は認められていないが，三環系抗うつ薬はプラセボより有意に有効であることが示されている（リスク比 0.76, 95％ CI 0.62-0.94）[25]．ベンゾジアゼピン系受容体作動薬は FD に対して用いられることがあるが十分なエビデンスはなく，タンドスピロンはランダム化比較試験で FD に対する有効性が示されている[26]．

JCOPY 498-14054

- ◆ イミプラミン（トフラニール®）　　内服　　50mg/日　分1・食後
- ◆ アミトリプチリン（トリプタノール®）内服　　50mg/日　分1・食後
- ◆ タンドスピロン（セディール®）　　内服　　30mg/日　分3・食後

❗ 5. 薬剤の副作用，相互作用，合併症，その対策

A) ドパミンD₂受容体拮抗薬

メトクロプラミド，ドンペリドンは，肝障害，腎障害のある患者，高齢者では錐体外路症状の出現に注意が必要である．心疾患を有する患者ではQT延長が現れるおそれがある．したがって投薬期間は短期使用が推奨される．スルピリドは，乳汁分泌，パーキンソン症候群や遅発性ジスキネジアなどの錐体外路症状発現のリスクがあり，特に高齢者に対する使用は注意が必要である．

B) 抗うつ薬

抗うつ薬の投与により，24歳以下の患者で，自殺念慮，自殺企図のリスクが増加するとの報告があるため，投与にあたっては，リスクとベネフィットを考慮する必要がある．選択的セロトニン再取り込み阻害薬（SSRI）ではセロトニン症候群の出現に注意を要する．セロトニン症候群とは抗うつ薬（特にSSRI）などのセロトニン系の薬物を服用中に出現する副作用で，精神症状（不安，混乱する，いらいらする，興奮する，動き回るなど），錐体外路症状（手足が勝手に動く，震える，体が固くなるなど），自律神経症状（汗をかく，発熱，下痢，脈が速くなるなど）が見られることがある．セロトニン症候群は，服薬開始数時間以内に症状が現れることが多い．服薬を中止すれば，通常は24時間以内に症状は消えるが，ごくまれに横紋筋融解症や腎不全などの重篤な結果に陥ることがある．

▶ 6. 治療のコツ，最新の知見

A) 治療抵抗性FD

治療抵抗性FDの定義は現時点で存在しない．病態生理として多因子が関与していること，結果として第一選択薬が推奨しきれないこと，臨床研究報告での試験薬の有効性も約50%程度であることなどがその理由としてあげられる．本邦のガイドラインでは4〜8週を目処として治療に効果がなければ次のステップへ進むとしている．本邦発のランダム化比較試験ではタンドスピロン，アコチアミドは4週を，

ラベプラゾール，六君子湯は8週を治療評価時期としている．IBSを対象としたランダム化比較試験のメタ解析では，1〜4週間治療試験でのプラセボ効果は46%であるが，プラセボ効果は治療期間に応じて低下していき，8週を超える治療試験では34%と有意に低下することが報告されている[27]．FD, IBSのような機能性消化管疾患においてはプラセボ効果が高いことが知られているが，上記を踏まえると治療評価時期は8週とするのが妥当かもしれない．

B) MUS (medically unexplained symptoms)

FDは心窩部を中心とする腹部症状を呈する疾患であるが，時に腹部症状に付随して様々な症状を訴える患者を経験する．これは一般的に不定愁訴と呼ばれ，明らかな身体的原因がないにもかかわらず，漫然とした複数の自覚症状の訴えを指す．近年，これまで不定愁訴と呼ばれていた疾患群は，MUS（medically unexplained symptoms）やFSS（functional somatic syndromes）と表現されている．MUSは，「医学的に説明困難な身体症状」と直訳され，何らかの身体疾患が存在するかと思わせる症状が認められるが，適切な診察や検査を行っても，その原因となる疾患が見出せない病像のことである．FSSは「何らかの身体疾患が存在すると思わせる症状が存在するが，症状の程度が確認できる組織障害の程度に比して大きいという特徴をもつ症候群」とされている[28, 29]．

このような患者を診療する場合には，診断に難航し医師・患者関係の悪化や，患者がドクターショッピングに陥ることも少なくない．しかし，初めから不定愁訴と決めてかかると足をすくわれてしまうため，まずは十分な問診が重要になると考える．来院までの経緯や投薬歴を細かく確認する．診察では消化器疾患を想定しながら，症状が合致するのか矛盾するのか考えながら行う．その際に患者にとっての主症状を把握し，患者が病状をどのように理解しているのか確認する．検査については症状に応じて必要性を説明し，患者の希望を確認しながらプランをたてる．検査で異常なく，FDと診断されれば治療を導入し，主症状が他科であれば紹介を検討する．

■参考文献

日本消化器病学会. 機能性消化管疾患診療ガイドライン2021-機能性ディスペプシア（FD）.（改訂第2版）. 南江堂; 2021.

1) Matsuzaki J, et al. Classification of functional dyspepsia based on concomitant bowel symptoms. Neurogastroenterol Motil. 2012; 24: 325-e164.
2) Schlemper RJ, et al. Peptic ulcer, non-ulcer dyspepsia and irritable bowel syndrome in The Netherlands and Japan. Scand J Gastroenterol. 1993; 200: 33-41.
3) Hirakawa K, et al. Prevalence of non-ulcer dyspepsia in the Japanese population. J

JCOPY 498-14054

Gastroenterol Hepatol. 1999; 14: 1083-7.

4） Kawamura A, et al. Prevalence of functional dyspepsia and its relationship with *Helicobacter pylori* infection in a Japanese population. J Gastroenterol Hepatol. 2001; 16: 384-8.

5） Mahadeva S, et al. Epidemiology of functional dyspepsia: a global perspective. World J Gastroenterol. 2006; 12: 2661-6.

6） Oshima T, et al. Epidemiology of functional gastrointestinal disorders in Japan and in the world. J Neurogastroenterol Motil. 2015; 21: 320-9.

7） 清田啓介. Non-Ulcer Dyspepsia（NUD）に対する臨床的疫学的研究. 日消誌. 1992; 89: 1973-81.

8） Okumura T, et al. Prevalence of functional dyspepsia in an outpatient clinic with primary care physicians in Japan. J Gastroenterol. 2010; 45: 187-94.

9） 木下芳一. 機能性ディスペプシアの診断と治療. 日内会誌. 2016; 105: 1611-25.

10） Hongo M, et al. Large-scale randomized clinical study on functional dyspepsia treatment with mosapride or teprenone: Japan Mosapride Mega-Study（JMMS）. J Gastroenterol Hepatol. 2012; 27: 62-8.

11） Zhao B, et al. Efficacy of *Helicobacter pylori* eradication therapy on functional dyspepsia: a meta-analysis of randomized controlled studies with 12-month follow-up. J Clin Gastroenterol. 2014; 48: 241-7.

12） Jin X, et al. Systematic review and meta-analysis from Chinese literature: the association between *Helicobacter pylori* eradication and improvement of functional dyspepsia. Helicobacter. 2007; 12: 541-6.

13） Andersen BN, et al. Exocrine pancreatic function in patients with dyspepsia. Hepatogastroenterol. 1982; 29: 35-7.

14） Pinto-Sanchez MI, et al. Proton pump inhibitors for functional dyspepsia. Cochrane Database Syst Rev. 2017; 11: CD011194.

15） Kamiya T, et al. A multicenter randomized trial comparing rabeprazole and itopride in patients with functional dyspepsia in Japan: the NAGOYA study. J Clin Biochem Nutr. 2017; 60: 130-5.

16） Moayyedi P, et al. Pharmacological interventions for non-ulcer dyspepsia. Cochrane Database Syst Rev. 2006; 4: CD001960.

17） Matsueda K, et al. Clinical trial: dose-dependent therapeutic efficacy of acotiamide hydrochloride（Z-338）in patients with functional dyspepsia-100 mg t.i.d. is an optimal dosage. Neurogastroenterol Motil. 2010; 22: 618-e173.

18） Xiao G, et al. Efficacy and safety of acotiamide for the treatment of functional dyspepsia: systematic review and meta-analysis. Sci World J. 2014; 2014: 541950.

19） Pittayanon R, et al. Prokinetics for functional dyspepsia. Cochrane Database Syst Rev. 2018; 10: CD009431.

20） Hui WM, et al. Sulpiride improves functional dyspepsia: a double-blind controlled study. J Gastroenterol Hepatol. 1986; 1: 391-9.

21） Huang X, et al. Itopride therapy for functional dyspepsia: a meta-analysis. World J Gastroenterol. 2012; 18: 7371-7.

22） Ma TT, et al. Randomised clinical trial: an assessment of acupuncture on specific meridian or specific acupoint vs. sham acupuncture for treating functional dyspepsia. Aliment Pharmacol Ther. 2012; 35: 552-61.

23) Tominaga K, et al. Rikkunshito simultaneously improves dyspepsia correlated with anxiety in patients with functional dyspepsia: A randomized clinical trial (the DREAM study). Neurogastroenterol Motil. 2018; 30: e13319.

24) Oikawa T, et al. Hangekobokuto (Banxia-houpo-tang), a kampo medicine that treats functional dyspepsia. Evid Based Complement Alternat Med. 2009; 6: 375-8.

25) Lu Y, et al. Antidepressants in the treatment of functional dyspepsia: a systematic review and meta-analysis. PLoS One. 2016; 11: e0157798.

26) Miwa H, et al. Efficacy of the 5-HT1A agonist tandospirone citrate in improving symptoms of patients with functional dyspepsia: a randomized controlled trial. Am J Gastroenterol. 2009; 104: 2779-87.

27) Ford AC, et al. Meta-analysis: factors affecting placebo response rate in the irritable bowel syndrome. Aliment Pharmacol Ther. 2010; 32: 144-58.

28) 宮崎　仁. 内科プライマリ・ケア医の知っておきたい"ミニマム知識"医学的に説明困難な身体症状. 日内会誌. 2009; 98: 188-91.

29) 岡田宏基. MUS, FSS, 身体表現障害, そして心身症. 心身医. 2014; 54: 991-1000.

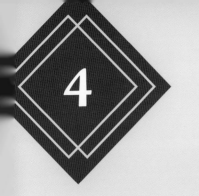

4 慢性便秘症

▶1. 疾患の概要

　ヒトの体では，腸管内に流入する1日当たりの水分量は，飲食による水分と唾液，胃液，胆汁，膵液，腸液などの消化液を合わせた約9リットルに及ぶとされている．このうち80％が小腸で吸収され，その残りの90％が大腸で吸収され便となって排出される．正常便は水分を70～80％含んでおり，水分量が70％未満になると便秘になり，80％以上になると下痢となる．便秘は日常生活でよく経験するものであり，日常診療において遭遇する機会が多い．平成28年度の国民生活基礎調査では，便秘の有訴者率は男性2.5％，女性4.6％で，60歳未満では圧倒的に女性が多く，70歳以降は男性の比率が増え性差がなくなる傾向にある．

　2017年10月に，日本消化器病学会関連研究会 慢性便秘の診断・治療研究会が作成した「慢性便秘症診療ガイドライン2017」が刊行された．成人の便秘症診療のためのガイドラインは本邦初のものであった．高齢化が進展する本邦においてさらなる便秘患者の増加が予測され，看過できない問題となっている．ここ数年でルビプロストン，リナクロチド，エロビキシバット，ポリエチレングリコール，ラクツロースといった慢性便秘症の新薬が続々と登場した．

　発刊から数年が経過し，慢性便秘症の新薬は実地臨床に浸透しエビデンスが蓄積されてきた．そこで下痢を含めた便通異常症診療ガイドラインを作成するに至り，2023年7月に日本消化管学会より「便通異常症診療ガイドライン2023—慢性便秘症」が刊行された．本ガイドラインは「慢性便秘症診療ガイドライン2017」の骨組みを踏襲しつつ内容がアップデートされている．

　「便通異常症診療ガイドライン2023—慢性便秘症」の中で，便秘は「本来排泄すべき糞便が大腸内に滞ることによる兎糞状便・硬便，排便回数の減少や，糞便を快適に排泄できないことによる過度な怒責，残便感，直腸肛門の閉塞感，排便困難感を認める状態」と定義され，慢性便秘症は，「慢性的に続く便秘のため日常生活に支障をきたしたり，身体にも様々な支障をきたしうる病態」と定義された．慢性便

表4-1 慢性便秘症の診断基準（Rome Ⅳ診断基準より翻訳作成）

1.「便秘症」の診断基準

以下の6項目のうち, 2項目以上を満たす.
排便中核症状 (Defecation core symptom)
- ・C1（便形状）：排便の4分の1超の頻度で, 兎糞状便または硬便 (BSFSでタイプ1か2) である.
- ・C2（排便頻度）：自発的な排便回数が, 週に3回未満である.

排便周辺症状 (Defecation peripheral symptom)
- ・P1（怒責）：排便の4分の1超の頻度で, 強くいきむ必要がある.
- ・P2（残便感）：排便の4分の1超の頻度で, 残便感を感じる.
- ・P3（直腸肛門の閉塞感・困難感）：排便の4分の1超の頻度で, 直腸肛門の閉塞感や排便困難感がある.
- ・P4（用手的介助）：排便の4分の1超の頻度で, 用手的な排便介助が必要である（摘便・会陰部圧迫など）.

2.「慢性」の診断基準

6ヵ月以上前から症状があり, 最近3ヵ月間は上記の基準を満たしていること. ただし,「日常診療」においては, 患者を診察する医師の判断に委ねる.

BSFS: Bristol Stool Form Scale (ブリストル便形状スケール)
(Lacy BE, et al. Gastroenterology. 2016; 150: 1393-1407[1]より作成)

秘症の診断基準を 表4-1 に示す. 慢性便秘症の診断は, 排便中核症状（便形状, 排便回数）および排便周辺症状（怒責, 残便感, 直腸肛門の閉塞感・困難感, 用手的介助）を加味し診断する. 慢性便秘症の分類は, 一次性と二次性に分けられ, 一次性は腸管の動きや機能に問題がある便秘であり, 二次性は原因から器質性か機能性に分類される. ガイドラインでは, 排便回数減少型と排便困難型に分類された症状分類も引き続き採用され, 日常臨床に即した分類となっている. さらに機能性便秘症では, 病態から大腸通過正常型, 大腸通過遅延型, 機能性便排出障害に分類される. 診断にあたっては, 本来排泄すべき糞便を十分量かつ快適に排出できない状態が続くことにより日常生活に支障が出ているかどうかを確認し, 排便回数や便の性状, 腹部症状の有無を聴取した上で, 服用薬剤や血便・体重減少なども確認し, 薬剤性便秘や大腸癌を見落とさないように努めたい.

▶ 2. 鑑別疾患

機能性便秘症をはじめとする機能性消化管障害の診断には, 国際的に標準とされる Rome 基準を用いるのが一般的である. 2016年5月に最新の Rome Ⅳ基準が提唱された[1]. この基準は, 排便回数が週3回未満の人は腹部膨満感, 腹痛や硬便による排便困難に悩むことが多く, 排便の25％以上で排便困難感や残便感がある人は日常生活に支障をきたしやすく, 何らかの治療を要することが多いという疫学的

データに基づいて作成されている．Rome Ⅳ基準では，過敏性腸症候群（IBS: irritable bowel syndrome）は機能性便秘から除外されているが，機能性便秘症の40%は便秘型IBSの症状を有し，逆に便秘型IBSの90%は機能性便秘症の症状を有しており[2]，機能性便秘症と便秘型IBSはオーバーラップすることが知られている．日常臨床では慢性便秘症の原因の1つとしてIBSがあると考えた方が合理的であるため，本邦の慢性便秘症の診療ガイドラインでは，慢性便秘症の原因の1つとして便秘型IBSが含められている．

　慢性便秘症の分類に関して，日本では古くから器質性・症候性・薬剤性・機能性（痙攣性・弛緩性・直腸性）という分類が広く用いられてきた．また，原発性（特発性）と続発性という分類も存在する．しかし，国際的には，排便回数減少を特徴とする大腸通過遅延型と排便困難を主症状とする便排出障害といった病態による分類が一般的である．本邦の診療ガイドラインでは，この病態による分類と器質性・機能性といった原因による分類を併せて勘案し， 図4-1 のように分類されている．慢性便秘症は，一次性便秘症として，機能性便秘症，便秘型過敏性腸症候群および非狭窄性器質性便秘症（小腸・結腸障害型と直腸・肛門障害型）に分類される．また，二次性便秘症として，薬剤性便秘症（オピオイド誘発性便秘症を含む），症候性便秘症および狭窄性器質性便秘症に分類される．さらに症状による分類として，便が出ない「排便回数減少型」と便が出せない「排便困難型」に分類される．排便回数減少型において排便回数を厳密に定義する必要がある場合は週に3回未満であるが，日常臨床ではその数値はあくまで目安であり，排便回数や排便量が少ないために結腸に便が過剰に貯留して腹部膨満感や腹痛などの便秘症状が生じていると思われる場合は，週に3回以上の排便回数でも排便回数減少型に分類してよい．排便困難型は，排便回数や排便量が十分あるにもかかわらず，排便時の排便困難感や残便感などのために快適に排便できない状態である．

A）一次性便秘症

腸管の動きや機能に問題がある便秘．

1）機能性便秘症

大腸の形態的変化を伴わない便秘．

（1）大腸通過正常型

大腸が糞便を輸送する能力が正常にもかかわらず排便回数や排便量が減少する便秘．原因として，糞便のもととなる食事摂取量や内容（食物繊維成分）が少ないために糞便量が減って排便回数が減少し，硬便のために排便困難などの便秘症状を呈する状態があげられる．

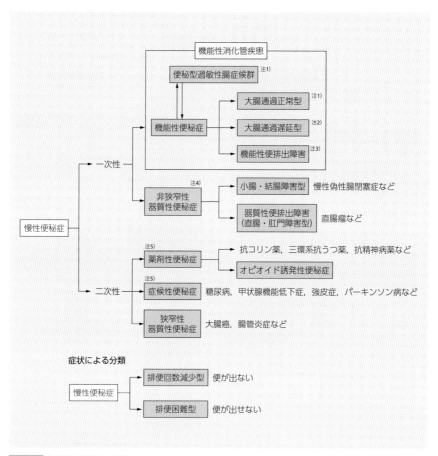

図4-1 慢性便秘症の分類

注 1) 機能性便秘症と便秘型過敏性腸症候群は連続したスペクトラムと考えられる疾患であり，明確に
　　鑑別するのが困難である．
注 2) 現時点では大腸通過時間を正確に評価できる modality がないため，今後の検討課題である．
注 3) 機能性便秘症および便秘型過敏性腸症候群に合併するひとつの病型である．骨盤底筋協調運動障
　　害，会陰下降症候群も含む．
注 4) 腸管の形態変化を伴うもの．正常から明らかに逸脱する消化管運動障害を伴う慢性便秘症が含ま
　　れる．
注 5) 必ずしも，機能性便秘症および非狭窄性器質性便秘症と区別できるものではない．
「日本消化管学会. 便通異常症診療ガイドライン 2023 —慢性便秘症. p.5, 2023. 南江堂」より許諾を得
て転載

（2）大腸通過遅延型

　　大腸が糞便を輸送する能力が低下しているために排便回数や排便量が減少する便
秘．大腸通過時間検査で大腸の輸送能が低下していることで診断する．

JCOPY 498-14054

(3) 機能性便排出障害

機能的な病態によって，直腸にある糞便を十分量かつ快適に排出できない便排出障害のために，排便困難や不完全排便による残便感を生じる便秘．原因として骨盤底筋協調運動障害，会陰下降症候群などがある．

2) 便秘型過敏性腸症候群

便秘型過敏性腸症候群は機能性便秘症と連続したスペクトラムと考えられる疾患であり，明確に鑑別することが困難である．

3) 非狭窄性器質性便秘症

狭窄はないが，大腸の形態的変化によって生じる便秘．

(1) 小腸・結腸障害型

大腸が慢性的に著明な拡張を呈し，糞便の大腸通過が遅延して排便回数や排便量が減少する便秘．原因として巨大結腸症や慢性偽性腸閉塞症などがある．

(2) 器質性便排出障害（直腸・肛門障害型）

直腸の形態的変化に伴い，直腸にある糞便を十分量かつ快適に排出できない便排出障害のために，排便困難や不完全排便による残便感を生じる便秘．原因として直腸瘤，直腸重積，巨大直腸症，小腸瘤，S状結腸瘤などがある．

B) 二次性便秘症

なんらかの基礎疾患に続発する便秘や，薬剤の服用による副作用として起こる便秘，大腸癌など腸管狭窄による便秘など，便秘の原因となる疾患が存在する便秘．

1) 薬剤性便秘症

種々の薬剤により腸管運動が阻害された便秘．

2) 症候性便秘症

なんらかの基礎疾患に起因する便秘．

3) 狭窄性器質性便秘症

狭窄によって糞便の通過が物理的に障害されることにより生じる便秘．原因として腫瘍性疾患（大腸癌，腹腔内腫瘍による壁外性圧迫など）と非腫瘍性疾患（クローン病，虚血性大腸炎など）がある．

C) 症状による分類

症状の観点から便が出ない「排便回数減少型」と便が出せない「排便困難型」に分類される．2つの病型は合併することもある．

1) 排便回数減少型

排便回数や排便量が減少して，結腸に便が過剰に貯留するために腹部膨満感や腹痛などの症状を生じる便秘．

2) 排便困難型

排便時に直腸内の糞便を十分量かつ快適に排出できず，排便困難や不完全排便による残便感を生じる便秘．

▶ 3. 治療内容

便秘治療においては薬物治療を導入する前に患者の生活習慣の実態の把握から始めなければいけない．食事内容，運動，排便習慣が患者から聴取する際のポイントとなる．日本人においては性別，年代に関わらず食物繊維の摂取が少ないことから食事内容の見直しが必要となる場合が少なくなく，特に若年者においては偏った食生活を送っていることが少なくない．また，高齢者においては水分摂取が低下していることがあり注意を要する．適度の運動は腸機能に変化をもたらさないが，ジョギングなどの活発な運動は消化管の活動性を高める可能性があるとされ，便秘の抑止効果がある．高齢者に関しても同様に活発な運動は，便秘のリスクを減少させるため推奨される．朝食摂取後に最初の便意を感じたらトイレに行くことや，便意を感じなくても一定の時間を決めてトイレに行くことなど排便習慣の確立も重要である．排便姿勢は特に重要であり，かかとを上げた前傾姿勢が理想であるが，小柄な患者であれば足置きが有効である．

食生活および生活習慣の指導によっても便秘症状が改善しない場合には薬物治療を導入する．基本的には酸化マグネシウムなどの浸透圧性下剤がファーストドラッグとなる．2011 年に発刊された世界消化器病学会（WGO：World Gastroenterology Organization）のガイドラインでは生活習慣と食事指導が便秘治療の第一段階とされ，第二段階として，浸透圧性下剤，ポリエチレングリコール，ラクツロース，ルビプロストンやリナクロチドなどの粘膜上皮機能変容薬，国内未承認である消化管運動機能改善薬のプルカロプリドが推奨されている．センノシドなどのアントラキノン系の刺激性下剤は必要な時にオンデマンドで使用する[3]．

A) 食事・栄養指導

大腸通過時間が正常にもかかわらず排便回数や排便量が少ない大腸通過正常型便秘症では，食物繊維の摂取不足が原因であることが多く，食物繊維摂取量の適正化で症状が改善する場合が多い．推奨される食物繊維摂取量は男性 21g/ 日，女性 18g/ 日であるが，多くの日本人がこの目標値に達していないのが現状である．現在，慢性便秘症に対する食事指導は保険収載されていないが，昆布，わかめ，こんにゃく，里芋，大麦などに含まれる水溶性食物繊維は，ゲル状になり便排出を促す．一方，穀類，野菜，豆類，キノコ類，果実などに含まれる不溶性食物繊維は便にボ

リュームを持たせるため大腸通過正常型便秘症に有効であるが，大腸通過遅延型，便排出障害型，便秘型 IBS には無効であり，むしろ悪化を招くこともあることに留意したい．他には善玉菌の餌であるプレバイオティクスとしてオリゴ糖があり，オリゴ糖製品だけでなく，大豆，たまねぎ，ごぼう，ねぎ，アスパラガスなどにも多く含まれている．生きた微生物（乳酸菌，ビフィズス菌）であるプロバイオティクスにはヨーグルト，納豆，味噌，漬物などの発酵食品が含まれる．また，これらを組み合わせたシンバイオティクスは，腸内環境がより効果的に整い，健康増進に役立つと考えられている．

B) 薬物治療

上記の食事・生活・排便習慣の指導でも症状が十分に改善しない場合には下剤などによる薬物療法を行う．基本は，酸化マグネシウムを毎日服用し，その量や種類を調整することによって排便回数を 3 回 / 週以上に，便性状をブリストル便形状スケール 図4-2 で 3 ～ 5 型（4 が最も望ましい）に調整する．非刺激性下剤の種類や量が適量に達するまでは，排便が全くなかった日の眠前のみ刺激性下剤をレスキューとして頓用使用することを許可しておく．これで効果不十分であった場合や，腎機能障害，高マグネシウム血症を認める場合には，第 2 選択薬としてポリエチレ

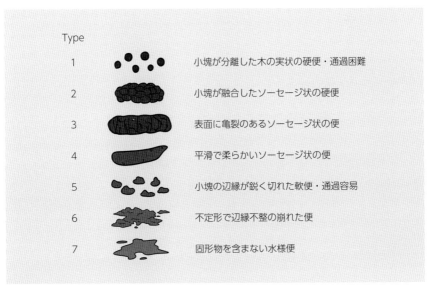

図4-2 BSFS: ブリストル便形状スケール

(O'Donnell LJD, et al. Br Med J. 1990; 300: 439-40, Longstreth GF, et al. Gastroenterology. 2006; 130: 1480-91)

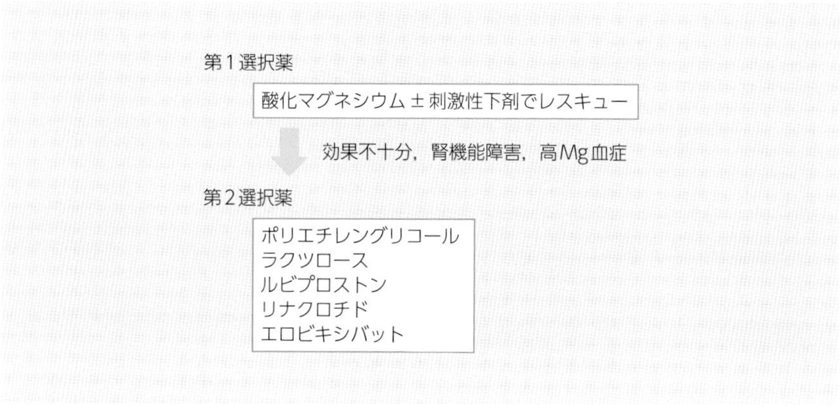

第1選択薬

酸化マグネシウム±刺激性下剤でレスキュー

効果不十分，腎機能障害，高Mg血症

第2選択薬

ポリエチレングリコール
ラクツロース
ルビプロストン
リナクロチド
エロビキシバット

図4-3 便秘症に対する治療ストラテジー

ングリコール，ラクツロース，ルビプロストン，リナクロチド，エロビキシバット
を追加もしくは変更する．これらの薬剤で軟便化しても排便回数が少ない場合には，
カルメロースナトリウムやポリカルボフィルカルシウムなどの膨張性下剤を使用す
る場合もある **図4-3** ．

C) 便排出障害に対する治療

便排出障害に対しては，治療に難渋することが比較的多いが，まずは非刺激性下
剤で軟便化を試みる．また，レシカルボン®坐剤は直腸内で炭酸ガスを発生させる
ことで排便を誘発し有用なことがある．

バイオフィードバック療法

便秘症に対するバイオフィードバック療法は，肛門筋電計や肛門内圧計，直腸バ
ルーンなどを用いて患者に自分自身の肛門の動きを意識化させることによって，骨
盤底筋協調運動障害を改善する一種のリハビリ療法である **図4-4** [4]．バイオフィー
ドバック療法による便秘の症状改善率は約70%であり，メタ解析によってもその
有用性は証明されている．バイオフィードバック療法の適応は，骨盤底筋協調運動
障害に起因する機能性便排出障害であり71%に有効であるが，大腸通過遅延型便
秘では8%にしか有効でなかったと報告されている[5]．

直腸瘤に対する手術

直腸瘤は器質性便排出障害の原因の1つであり，直腸膣中隔の膣方向への脱出と
定義される．直腸膣中隔の脆弱化により排便時に直腸前壁が膣腔内に膨隆する病態
で，排便困難感，残便感，頻回便，会陰部不快感などの原因となる．根本的治療法
は手術による直腸膣中隔の修復・補強である．本邦では便排出障害を伴う直腸瘤に

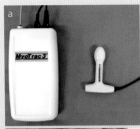

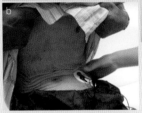

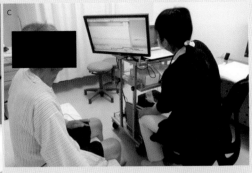

便失禁に対するバイオフィードバック療法

肛門用電極（a の右側）を肛門内に挿入し，腹筋用表面電極（b）を外腹斜筋上の皮膚に貼付する．座位で，患者自身が自分の肛門括約筋の電気的活動度（絞まり具合）と腹筋の電気的活動度（お腹の力の入れ具合）を自分の眼で確認する（c）．便失禁 BF 療法と便秘 BF 療法は，同じ BF 療法の名称だが，目的も方法もまったく異なる．便失禁では骨盤底筋収縮訓練を施行し，骨盤底筋協調運動障害による便排出障害型便秘症では骨盤底筋弛緩訓練を施行する．

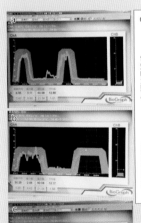

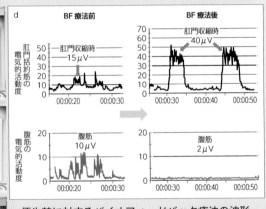

便失禁に対するバイオフィードバック療法の波形

肛門筋電計を用いて，骨盤底筋の最強収縮（a），持続収縮（b），クイック収縮（c）の 3 種類の収縮方法を指導する．あらかじめ設定した紫のラインに沿って，緑のラインで示される自身の肛門の電気的活動度を見ながら，患者が肛門括約筋を収縮させる．同時に，画面右端にオレンジのバーで示される腹筋の電気的活動度を見ながら，腹筋に力を入れないように肛門括約筋を収縮させる．BF 療法によって，肛門収縮時に腹筋を収縮させずに肛門括約筋を有効に収縮できるようになる（d）．

図4-4 便秘症に対するバイオフィードバック療法
（味村俊樹, 他. medica. 2016; 53: 1433-7）[4]

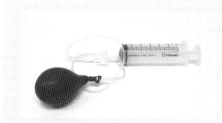

この直腸バルーンを使用して，便失禁に対しては直腸感覚正常化訓練を，機能性便排出障害による便秘症に対してはバルーン排出訓練を施行する.

図4-4 つづき

(味村俊樹, 他. medica. 2016; 53: 1433-7) 4)

対しては主に経腟的に余剰な腟壁の切除縫合と同時に，直腸腟中隔の補強の目的で恥骨直腸筋および肛門挙筋の縫縮を行う anterior levatorplasty を追加する方法が一般的に行われている.

直腸重積に対する手術

直腸重積は排便時に直腸壁が内腔側に折り込まれる解剖所見であり，器質性便排出障害の原因の1つである. 怒責時に，直腸内でたるんだ余剰の直腸粘膜が重積することによって直腸内腔が狭小化するために排便困難や残便感を生じる病態である. 標準的診断方法は排便造影検査であり，dynamic MRI では診断の感度が劣る. 直腸重積があっても全例に排便障害が出現するわけではないことから，排便障害出現の有無は重積による直腸内腔の狭小化の程度に関係すると考えられている. 内科的治療やバイオフィードバック療法は奏効しにくい. 外科的治療として，stapled transanal rectal resection, transanal anterior Delorme 法などの経肛門的手術と posterior rectopexy や ventral rectopexy などの経腹的手術がある 6).

4. 薬の選び方・使い方

便秘症治療薬には，**表4-2** に示すごとくさまざまな種類がある. 本邦では便秘に対する治療は単剤投与することが主流となっており，基本的には酸化マグネシウムなどの浸透圧性下剤がファーストドラッグとなる. しかし，処方された薬剤で効果が得られない症例や腎機能障害により酸化マグネシウムが使用できない症例に対しては積極的に他の浸透圧性下剤や粘膜上皮機能変容薬を使用すべきであり，筆者はアミティーザ®，リンゼス®，グーフィス®の3剤に関しては **図4-5** のように使い分けている. 難治症例に対してはこれらの薬剤の併用が効果的である症例を経験

表4-2 便秘症治療薬

分類・作用	薬剤名 (製品名)
1. 浸透圧性下剤	
塩類下剤	酸化マグネシウム，ポリエチレングリコール (モビコール)
糖類下剤	D- ソルビトール，ラクツロース (ラグノス NF 経口ゼリー)
2. 膨張性下剤	
	カルメロース (バルコーゼ)，ポリカルボフィルカルシウム (ポリフル・コロネル)
3. 刺激性下剤	
	ビコスルファートナトリウム (ラキソベロン)，センノシド (プルセニド)
4. 抗コリン薬	
	メペンゾラート (トランコロン)，チキジウム (チアトン)
5. 腸管運動機能調整薬	
	トリメブチン (セレキノン)，モサプリド (ガスモチン)
6. 副交感神経刺激薬	
	パンテチン (パントシン)，ベタネコール (ベサコリン)
7. 漢方薬	
	大黄甘草湯，麻子仁丸，大柴胡湯，大建中湯
8. 坐薬・浣腸薬	
	ビサコジル (テレミンソフト)，グリセリン (グリセリン浣腸)
9. 粘膜上皮機能変容薬	
	ルビプロストン (アミティーザ)，リナクロチド (リンゼス)
10. 胆汁酸トランスポーター阻害薬	
	エロビキシバット (グーフィス)

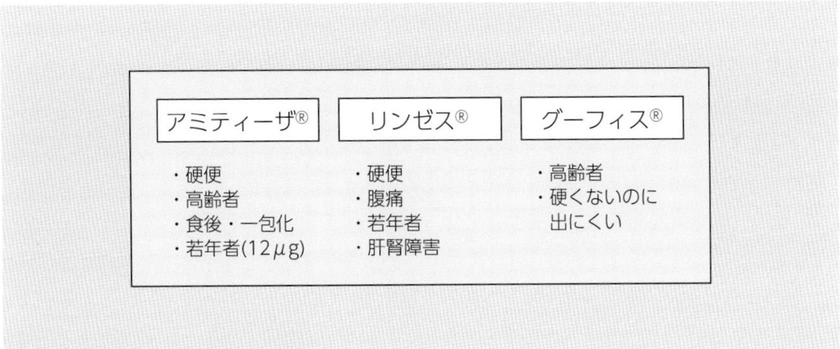

アミティーザ®	リンゼス®	グーフィス®
・硬便 ・高齢者 ・食後・一包化 ・若年者(12 μg)	・硬便 ・腹痛 ・若年者 ・肝腎障害	・高齢者 ・硬くないのに 　出にくい

図4-5 便秘新薬 3 剤の使い分け

する．しかし一方で，下剤の長期服用により下剤性結腸症候群を引き起こすことがしばしば問題視されている．慢性機能性便秘症の多くは内科治療により改善するが，薬物治療の効果が不十分な例では，外科治療が必要となる場合がある．

　慢性便秘症に対する刺激性下剤の使用は有効であるが，耐性や習慣性を避けるために必要最小限の使用にとどめ，できるだけ頓用または短期間での投与とする．

　昨今，複数の薬剤を服用することにより発生するポリファーマシーが問題となっている．そのため，薬剤の服用により副作用として便通異常をきたすことに注意を払う必要がある．さまざまな病態における便通異常は，ジェネラリストが多く遭遇する可能性があり，適切な対処法を知り，治療薬の副作用のリスクを最小限にすることが必要とされる．

　なお，2012 年発売のアミティーザ®以降に発売された新規便秘症治療薬の保険診療上の投与については，厚生労働省より「本製剤の成人への使用に当たっては，他の便秘症治療薬（他の新規便秘症治療薬を除く）で効果不十分な場合に使用すること」の条件が付されている．

A) 酸化マグネシウム

　酸化マグネシウムは，胃酸と反応して塩化マグネシウムになった後，腸内において炭酸水素マグネシウムまたは炭酸マグネシウムとなり，浸透圧により腸壁から水分を奪い，腸内容物を軟化させることで緩下作用を示す．薬価も安価であり，非刺激性下剤の第一選択薬と考える．酸化マグネシウムは安全な薬剤であるが，腎機能低下例や長期高用量服用例のみならず，稀に腎機能正常例でも高マグネシウム血症を合併する危険性があるため，長期服用時には 3 ～ 6 カ月間隔での血液検査による血清マグネシウム濃度のモニターが望ましい．胃内 pH が 1.2 の状態と比較し，pH 4.5 の状態では酸化マグネシウムの溶解が著明に低下することが報告されている[7]．添付文書上では記載はないが，酸化マグネシウムと酸分泌抑制剤（PPI，H_2RA）を併用することにより酸化マグネシウムの緩下作用が減弱すると考えられる．

◆　**酸化マグネシウム　内服　　0.5 ～ 2.0g/ 日　分 1 ～ 3**

酸化マグネシウムとして，通常成人 1 日 2g を食前または食後 の 3 回に分割経口投与するか，または就寝前に 1 回投与する．年齢，症状により適宜増減する．

B) ポリエチレングリコール (モビコール®)

　等張性の浸透圧性下剤であり，本邦では大腸内視鏡検査の腸管前処置薬として長年使用されてきたが，慢性便秘症治療薬としての保険適用はなかった．2018 年に慢

性便秘症に保険適用を有するポリエチレングリコール製剤として発売された．欧米ではすでに慢性便秘症の第一選択薬として使用されており，そのエビデンスレベルはきわめて高い．粉末製剤で，液体に溶かして内服するため微調整が容易であることから自由度が高く，利便性にも優れた薬剤である．小児（2歳以上）にも使用が可能であり，小児では味噌汁に混ぜて服用させると飲ませやすい．

◆　ポリエチレングリコール（モビコール® LD/HD）

　　　　　　　　　　　　　内服　　1〜6包/日　分1〜3

通常，成人および12歳以上の小児には初回用量として LD2 包または HD1 包を1日1回経口投与する．以降，症状に応じて適宜増減し，1日1〜3回経口投与，最大投与量は1日量として LD6 包または HD3 包まで（1回量として LD4 包または HD2 包まで）とする．ただし，増量は2日以上の間隔をあけて行い，増量幅は1日量として LD2 包または HD1 包までとする．12歳未満の小児に対しては，最大投与量は1日量として LD4 包または HD2 包まで（1回量として LD2 包または HD1 包まで）とする．

C) ラクツロース（ラグノス® NF 経口ゼリー）

　フルクトースとガラクトースから合成された人工二糖類で，糖の浸透圧作用を利用した浸透圧性下剤である．高アンモニア血症，産婦人科術後の排ガス・排便の促進に適用をもつラグノス®ゼリーからの切り替えとして，成人の慢性便秘症に保険適用を追加されたラグノス® NF 経口ゼリーが 2019 年に発売された．ゼリー製剤のため微調整が容易であり，糖類下剤であるが，腸管から吸収されず血糖値に影響を与えないため，糖尿病患者にも問題なく使用できる．ラットを用いた試験で，本剤群では対照群（無処置）と比較して糞便 pH の有意な低下が認められたことから，pH 依存型メサラジンやブデソニドなどの pH 依存性薬剤においては効果を減弱させる可能性があるため併用を避ける．

◆　ラクツロース(ラグノス® NF 経口ゼリー)　　内服　24〜72g/日　分2・食後

通常，成人には本剤 24g（本剤2包）を1日2回経口投与する．症状により適宜増減するが，1日最高用量は 72g（本剤6包）までとする．

D) ルビプロストン（アミティーザ®）

　ルビプロストンは粘膜上皮機能変容薬と呼ばれ，小腸粘膜のタイプ2のクロライドチャネル活性化による塩素イオンの腸管内への能動輸送に伴って，小腸で水分分泌を促進して軟便化や排便回数を増加する非刺激性下剤である．2012年12月に本邦で発売開始となった比較的新しい下剤だけあってエビデンスレベルは高く，非刺

激性下剤の選択肢が拡がった．食後服用であり，高齢者においては一包化が可能である（30日以上のデータはない）．しかし，動物実験での流産のデータから妊婦に対しては禁忌であり，嘔気の副作用が若年女性で生じやすいことに留意する必要がある．嘔気の副作用軽減のためには，空腹時内服を避け，食直後や食事中に内服することや12μg製剤の使用が推奨されている．

◆　ルビプロストン（アミティーザ®12μg/24μg）

　　　　　　　　　　内服　　24〜48μg/日　分2・食後

　通常，成人にはルビプロストンとして1回24μgを1日2回，朝食後および夕食後に経口投与する．なお，症状により適宜減量する．

E) リナクロチド（リンゼス®）

　リナクロチドは，2017年3月に便秘型過敏性腸症候群に対して発売された新薬で，ルビプロストンと同様に粘膜上皮機能変容薬である．腸粘膜上皮に存在するグアニル酸シクラーゼC受容体の活性化による塩素イオンと重炭酸イオンの腸管内への能動輸送に伴って，小腸で水分分泌を促進し軟便化や排便回数を増加させる非刺激性下剤である．リナクロチドも便秘症治療薬としてのエビデンスレベルが高く，腸管粘膜下組織の求心性神経の過敏性を改善することによって腹痛や腹部不快感も改善し，2018年には慢性便秘症に対する保険適用も追加承認された．用法は食前服用とされているが，これは下痢の有害事象を避けるためであり，排便回数増加や軟便化といった下剤としての効果を期待する場合は，むしろ食後服用にした方が，効果が高い可能性がある．

◆　リナクロチド（リンゼス®）　　内服　　0.25〜0.5mg/日　分1・食前

　通常，成人にはリナクロチドとして0.5mgを1日1回，食前に経口投与する．なお，症状により0.25mgに減量する．

F) エロビキシバット（グーフィス®）

　エロビキシバットは，回腸末端における胆汁酸再吸収阻害薬であり，大腸に流入する胆汁酸の量を増加することによって大腸内の水分分泌増加と大腸蠕動促進の両作用を有する下剤として2018年に発売された．エロビキシバットの大腸蠕動促進作用はセンノシドほど強力ではないが，刺激性の要素を伴う薬剤であるため，国内長期投与試験における副作用発現率は，腹痛が24％と高頻度であった．その後の特定使用成績調査の中間報告では，腹痛は1.81％であり，高い忍容性が確認されて

JCOPY 498-14054

いる．腹痛は大腸蠕動運動の惹起による症状と考えられ，処方の際に患者に説明しておくとよい．また，食前の服用とされており，服薬タイミングの指導も重要である．効率の良い効果発現のためには，食事の刺激により胆汁酸が十二指腸に放出される前に本剤が投与されていることが望ましい．朝食前，昼食前または夕食前服用では同等の効果を示すとされる．比較的早期に効果が発現する（約5時間）．胆汁酸の再吸収阻害作用を有することから，排泄された胆汁酸を補充するために，コレステロールから胆汁酸合成が促進され，その結果，LDLコレステロール濃度を低下させる二次的効果が示唆されている[8]．胆汁酸製剤（ウルソデオキシコール酸，ケノデオキシコール酸）は併用により作用が減弱するおそれがあることに注意が必要である．

◆ エロビキシバット（グーフィス®）　内服　5〜15mg/日　分1・食前
　通常，成人にはエロビキシバットとして10mgを1日1回食前に経口投与する．なお，症状により適宜増減するが，最高用量は1日15mgとする．

G) センノシド（センノサイド®，プルセニド®）
　内服後に胃や小腸では作用することなく大腸に到達し，大腸内で腸内細菌によって分解されて大腸内腔側から作用し大腸の蠕動運動を亢進させるとともに水と電解質の分泌を増加させ，下剤としての効果を発揮する．内服してから効果発現まで6〜8時間かかるため，翌朝の排便を期待して就寝前に内服することが多く，下剤としての効果は比較的高い．

◆ センノシド（センノサイド®，プルセニド®）
　　　　　　内服　12〜24mg（1〜2錠）/日　分1・眠前

H) ピコスルファートナトリウム（ラキソベロン®）
　大腸内で腸内細菌によって分解され，大腸の蠕動運動を亢進させる．内服してから効果発現まで7〜12時間かかるため，翌朝の排便を期待して就寝前に内服することが多い．

◆ ピコスルファートナトリウム（ラキソベロン®）
　　　　　　内服　10〜15滴/日　分1・眠前

I) ポリカルボフィルカルシウム (コロネル®, ポリフル®)

　高分子吸収ポリマーのカルシウム塩であり，胃内の酸性条件下でカルシウムイオンを脱離してポリカルボフィルとなる．胃内の酸性条件下ではわずかしか膨潤しないが，中性条件下では多量の水を吸収して膨潤・ゲル化するという特徴を有している．下痢状態の時には，増加した余剰な水分を吸水しゲル化することにより，亢進した腸管内容物の輸送を抑制するとともに，便中水分量の増加を抑制して下痢を改善する．また，便秘状態の時には，消化管内で水分を吸水・保持して，減少した便中水分量を改善するとともに，膨潤して腸管を刺激することにより遅延した消化管内容物の輸送を改善し，便秘を改善する．

◆　ポリカルボフィルカルシウム (コロネル®, ポリフル®)
　　　　　　　　　　　　　　内服　　1.5 ～ 3.0g/ 日　分 3・食後

J) モサプリド (ガスモチン®)

　慢性便秘症に対して有効性が示されている消化管運動機能改善薬は，大部分が 5-HT$_4$ 受容体刺激薬であり，神経叢に存在する 5-HT$_4$ 受容体に作用し，消化管運動を促進する．海外においては，便秘型の IBS を対象としたシステマティックレビューで有効性が報告されているが，現在本邦で使用可能な薬剤はモサプリドのみである．モサプリドは日本をはじめとするアジアを中心に用いられているが，本邦での保険適用は慢性胃炎のみであり，慢性便秘症での適用を有していない．モサプリドは欧米での使用は少ない薬剤であることから，文献も日本での検討が主体である．排便回数の増加，便性状の軟化，大腸通過時間の短縮などの効果により，便秘を改善する．

◆　モサプリドクエン酸塩 (ガスモチン®)
　　　　　　　　　　　　内服　　15mg/ 日　分 3・食前または食後

❗ 5. 薬剤の副作用，相互作用，合併症，その対策

A) 刺激性下剤に対する依存

　下剤乱用は，常用量を超えて大量に大腸刺激性下剤を服用する状態と定義されており，便秘薬依存症とほぼ同義で用いられている．バックグラウンドとして精神科的，心身医学的な問題を有する患者の存在が指摘されている．その一方で，精神的

JCOPY 498-14054

な問題を何も認めず，単に身体的な難治性便秘のために多量の下剤を服用している患者も多い．

　刺激性下剤の依存の原因は若年者と高齢者で異なる．若年者と高齢者とでは腸管機能，食習慣などに差を認めることがあり，若年者では，ダイエット目的や痩身願望により意識的に下剤を乱用・依存するケースがある．一方，高齢者においては，排便が困難であるという患者の訴えに対して担当医が繰り返し増量することで下剤乱用・依存に陥るケースがあり，医師側の問題が指摘されている[9]．65歳以上の慢性便秘症患者を対象とした便秘薬処方の状況を検討した報告では，およそ8割の患者に対しては第一選択薬として浸透圧性下剤が投与されていたが，16％の患者に対しては刺激性下剤が第一選択薬として処方されていた[10]．刺激性下剤に依存している状況に罪悪感をもつ患者は少なくなく，筆者は患者の訴えを安易に否定せずに傾聴し，時間をかけて少量ずつ刺激性下剤を減らしていくようにしている．

B) 下剤の長期投与による副作用

　常習性便秘の患者は下剤を長期にわたって服用するケースが多く，いつのまにか用量が増加する傾向が多くある．原因としては服用量の設定が適切に行われていないことがあげられる．下剤は適応量よりも過量投与されると腸管がけいれんを起こし，逆に排便が不十分になる．腸内に糞便が存在しないにも関わらず常に便意を感じるようになり，さらに薬を増量するという悪循環が生じる．これらは刺激性下剤，特にアントラキノン系下剤の長期投与によりみられ，cathartic colon syndrome（下剤長期連用大腸症候群）と呼ばれている．その発生機序としてはカリウムの減少が影響していると考えられている[11]．

C) 大腸メラノーシスによる影響

　大黄やセンナ，アロエなどの生薬下剤に含有されるアントラキノン誘導体は大腸で加水分解され生成されたアントラキノンが大腸粘膜や腸内神経叢を直接刺激して大蠕動を起こして便通をもたらす．大腸メラノーシスはアントラキノン誘導体の長期間連用でみられる内視鏡所見であり，大腸粘膜の黒変はメラニン細胞が関与する皮膚のメラノーシスとは異なり，長期間のアントラキノン系生薬の内服で起きるP53を介した上皮細胞のアポトーシスとそのマクロファージによる貪食の結果としてマクロファージ内にリポフスチンが沈着して引き起こされる．

　アントラキノン系下剤を長期服用していた大腸メラノーシス45例の検討では，大腸粘膜の吸収細胞の傷害，吸収細胞の微繊毛の破壊，神経細胞の変性により大腸の運動障害が起こり，下剤の色素が傷害された粘膜を通過するときにマクロファージに取り込まれることなどが本症の成因とされている．したがって，大腸メラノーシスは刺激性下剤の長期連用の指標であり，刺激性下剤の長期連用は腸管運動の低

下や腸内神経叢の障害をきたし，慢性的な腸管の弛緩・拡張を引き起こす．しかし，神経叢障害の程度は大腸メラノーシス自体とは必ずしも連動しないこと，ならびにアントラキノン誘導体と結腸壁内神経叢の障害に否定的な報告もあり，今後もさらなる検討が必要である．また，大腸メラノーシスは，多数症例による検討で大腸腺腫や大腸癌が高頻度で発見されており，大腸腺腫や大腸癌のリスクになる可能性が指摘されている．

▶6. 治療のコツ，最新の知見

A) アラームサイン

表4-3 に示すような症状を有する場合には，大腸癌などの腫瘍性疾患や炎症性疾患といった器質的疾患による二次性便秘症を確実に除外する必要があり，大腸内視鏡検査を勧めるべきである．大腸器質的疾患の既往歴または家族歴，50 歳以上での消化器症状発症，血便，腹部症状，体重減少など，これらの症状のほとんどが問診で拾うことが可能である．たかが便秘で受診したと考えずに，丁寧な問診を心がけたい．

B) 便秘症と大腸癌発生リスクの関連性

便秘が大腸癌発生のリスクを増加させるかどうかについては不明である．便重量と大腸癌の発生に強い負の相関関係を認め，胆汁酸などの発がん促進物質が長期にわたり腸粘膜と接触することが関与すると考えられている[12]．便秘は大腸癌のリスクを上昇させないとする報告があり[13]，最近のメタ解析によると，17 の症例対照研究では慢性便秘症と大腸癌に正の相関を認めるが（OR 1.68; 95% CI 1.29-2.18），8 つの横断研究（OR 0.56; 95% CI 0.36-0.89）と 3 つのコホート研究（OR 0.80; 95% CI 0.61-1.04）ではともに慢性便秘症と大腸癌に負の相関がみられる[14]．一方，慢

表4-3 器質的疾患による二次性便秘症除外のためのアラームサイン

- 排便習慣の急激な変化
- 血便
- 6 ヶ月以内の予期せぬ 3kg 以上の体重減少
- 発熱
- 関節痛
- 異常な身体所見（腹部腫瘤の触知，腹部の波動，直腸指診による腫瘤の触知，血液の付着など）
- 50 歳以上での消化器症状発症
- 大腸器質的疾患の既往歴または家族歴
- 通常の臨床検査での異常所見

「日本消化管学会. 便通異常症診療ガイドライン 2023 ―慢性便秘症. p.55, 2023. 南江堂」を参考に作成

JCOPY 498-14054

性便秘症のある28,854例と便秘のない86,562例を対象とした大規模後方視的コホート研究では，1年後の大腸癌罹患率は，便秘群2.7％に対して非便秘群1.7％と便秘群で有意に高く，非便秘群に対する便秘群のオッズ比は，大腸癌で1.59（95％ CI：1.43-1.78），大腸良性腫瘍で2.60（95％ CI：1.51-2.70）であり，いずれも有意差を認めている[15]．41,299例の慢性便秘症患者を対象としたスウェーデンで行われた集団ベースの研究では，大腸癌発生オッズ比は1.04（95％ CI 0.97-1.13）であり，リスクにはならないと報告されている[16]．

C）便移植療法の現状

　ヒトの腸内には体内に棲む細菌の約9割が棲みついており，約1,000種類，その数は100兆個にも及び，重さにして約1～2kgの腸内細菌が生息し，腸内細菌叢を構成している．腸内細菌の研究は著しい発展を遂げており，腸内細菌叢の異常はdysbiosisと言われ，炎症性腸疾患や過敏性腸症候群，糖尿病，メタボリック症候群，喘息，心血管疾患などさまざまな疾患との関連性が示唆されている．最近ではdysbiosis状態にある患者への便移植（FMT：fecal microbiota transplantation）が注目されている．FMTでは，健常者から得た腸内細菌叢を含む糞便を投与することで，新しい腸内細菌叢を再構築し，これにより疾患を治療することを目標としている．

　Dysbiosisが原因の典型的な疾患は，主に抗菌薬の長期投与が原因で生じるクロストリディオイデス・ディフィシル感染症（CDI：*Clostridioides difficile* infection）があげられる．英国のガイドラインでは，再発性CDIに対する治療としてFMTが推奨されており，米国のガイドラインでは，2回目以降のCDI再発に対する治療選択肢としてFMTが記載されている．しかし，本邦の*Clostridioides difficile*感染症診療ガイドライン2022では，CDIに対するFMTの推奨度は，有効性は認められるが長期的な安全性の評価が不十分と判断され，「弱く推奨しない」とされている．現在，滋賀医科大学，藤田医科大学，金沢大学，順天堂大学の4施設で再発性CDIに対するFMTが先進医療として実施されている．

　潰瘍性大腸炎に対してもFMTの治療効果を示す報告がいくつかなされている．さらに，結腸通過時間遅延型便秘に対する便移植の有効性も報告されている．FMT単独，もしくは水溶性食物繊維と組み合わせたFMTが結腸通過時間遅延型便秘に対して50～75.9％で有効であり，36.7～69.0％で寛解に至ったと報告されており[17]，FMTに関しては今後さらなる症例の蓄積と検討が必要である．

■参考文献

日本消化管学会. 便通異常症診療ガイドライン 2023 —慢性便秘症. 南江堂; 2023.

1） Lacy BE, et al. Bowel disorders. Gastroenterology. 2016; 150: 1393-407.
2） Wong RK, et al. Inability of the Rome III criteria to distinguish functional constipation from constipation-subtype irritable bowel syndrome. Am J Gastroenterol. 2010; 105: 2228-34.
3） Lindberg G, et al. World Gastroenterology Organisation global guideline: Constipation-a global perspective. J Clin Gastroenterol. 2011; 45: 483-7.
4） 味村俊樹, 他. バイオフィードバック療法の適応と実際. medica. 2016; 53: 1433-7.
5） Chiarioni G, et al. Biofeedback benefits only patients with outlet dysfunction, not patients with isolated slow transit constipation. Gastroenterology. 2005; 129: 86-97.
6） 角田明良, 他. 直腸重積の診断と治療. 日本大腸肛門病会誌. 2018; 71: 146-51.
7） Yamasaki M, et al. Interaction of magnesium oxide with gastric acid secretion inhibitors in clinical pharmacotherapy. Eur J Clin Pharmacol. 2014; 70: 921-4.
8） Yoshinobu S, et al. Effects of elobixibat, an inhibitor of ileal bile acid transporter, on glucose and lipid metabolism: a single-arm pilot study in patients with T2DM. Clin Ther. 2022; 44: 1418-26.
9） 松生恒夫. 下剤の長期乱用の問題点とその対処法. 特集 便秘・下痢—医師必見の Up-to-Date 2020. 臨床雑誌内科. 2020; 126: 95-7.
10） 三輪洋人, 他. 日本人における慢性便秘症の症状および治療満足度に対する医師 / 患者間の認識の相違. Therapeutic Res. 2017; 38: 1101-10.
11） 平塚秀雄. 日常診療での疑問や噂にズバリ答えます！The Truth of Rumors, 投薬　刺激性下剤を使い続けるのは有害なのか？治療. 2006; 88: 720-2.
12） Cummings JH, et al. Fecal weight, colon cancer risk, and dietary intake of nonstarch polysaccharides（dietary fiber）. Gastroenterology. 1992; 103: 1783-9.
13） Chan AO, et al. Patients with functional constipation do not have increased prevalence of colorectal cancer precursors. Gut. 2007; 56: 451-2.
14） Power AM, et al. Association between constipation and colorectal cancer: systematic review and meta-analysis of observational studies. Am J Gastroenterol. 2013; 108: 894-903.
15） Guérin A, et al. Risk of developing colorectal cancer and benign colorectal neoplasm in patients with chronic constipation. Aliment Pharmacol Ther. 2014; 40: 83-92.
16） Staller K, et al. Chronic constipation as a risk factor for colorectal cancer: results from a nationwide, case-control study. Clin Gastroenterol Hepatol. 2022; 20: 1867-76.
17） Liu J, et al. The fecal microbiota transplantation: a remarkable clinical therapy for slow transit constipation in future. Front Cell Infect Microbiol. 2021; 11: 732474.

JCOPY 498-14054

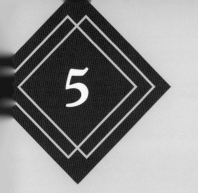

5 腸管感染症

▶1. 疾患の概要

　腸管感染症は感染性腸炎や感染性下痢症を含む common disease であり，ときに感染性腸炎が同義語のように用いられることがある．感染性腸炎は病原微生物がヒトの腸管内に侵入，定着，増殖して発症する疾患であり，起因病原体によって細菌性，ウイルス性，真菌性，寄生虫性に分類され，原因となる病原菌は多種多様である．

　下痢の持続期間により，急性（14 日以内），慢性（30 日以上），遷延性（15 日以上30 日未満）に分類される．急性下痢の多くは感染性であり，大半がウイルスによるものと考えられており多くは自然寛解する．細菌による急性下痢症は夏季に多く2018 ～ 2022 年の 5 年間の原因菌の内訳を 図5-1 に示す．病原性大腸菌，ウェルシュ菌，カンピロバクターの順に多く，これらで全体の 8 割を占めている．

　感染経路としては経口感染が主体であり，その多くは糞口感染である．それ以外には経肛門，経気道，経皮感染がある．感染様式別には，食中毒を含む市中感染，旅行者下痢症，院内・施設内感染，抗菌薬関連下痢症，日和見感染，性感染等に分類されている[1]．

　腸管感染症の症状は一般的に腹痛，下痢，血便，発熱などである．しかし，疾患ごとに症状がやや異なることから症状の詳しい問診が重要であり，さらに季節性を考慮しながら，摂取した食事内容，潜伏期間，海外渡航歴，基礎疾患の有無を聴取することで原因病原体の絞り込みが可能となる．

　急性腸炎のほとんどが自然軽快することから，ウイルス性腸炎や細菌性腸炎であっても軽症であれば抗菌薬は不要である．下痢，嘔吐に伴う脱水を認める場合には水分補給として経口補水液の摂取を行う．症状が重症である場合や経口摂取が困難である場合には経静脈的補液を行う．

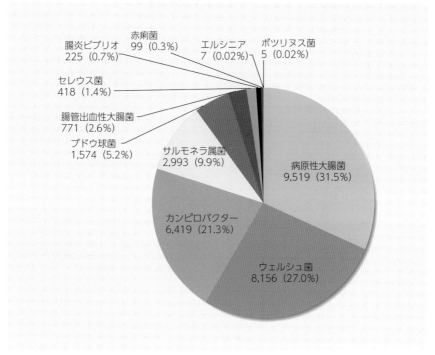

図5-1 原因細菌別食中毒発生状況（2018 〜 2022 年）
〔厚生労働省. 食中毒 – 統計資料. (mhlw.go.jp)〕

▶ 2. 鑑別疾患

　まずは診察を行い，重症かどうかを判断する．急を要する状態でなければ診察と並行して十分かつ丁寧な問診を行う．問診のポイントを **表5-1** に示す．原因食，潜伏期間，血便，発熱の有無などを確認する．これらのファクターにより抗菌薬治療を要する細菌性腸炎の見極めを行う．中でも重篤な経過をたどることが多い腸管出血性大腸菌は注意が必要である．

　次に便グラム染色，便培養検査を行うが，通常の採取法による便培養の病原菌同定率は 2.0 〜 6.1 ％と非常に低く，確定診断に至らない例も多い[2,3]．したがって急性下痢症のすべての患者全員に便培養検査を行うことは費用対効果が低い．亀田総合病院感染症科が監修した感染症ガイドラインでは，便培養検査の適応患者として，① HIV 患者など免疫不全患者，②大腸型腸炎（38.5℃以上の高熱，少量頻回の下痢，血便など），③小腸型下痢（大量下痢で脱水をきたしている場合，腸炎危険地域へ

JCOPY 498-14054

表5-1 腸管感染症を疑った際の問診のポイント

【問診のポイント】
1. 急性か，慢性か？：急性下痢の多くは感染性腸炎であり，その多くは自然寛解性である
2. 発熱の有無：感染性腸炎の場合，発熱を伴うことが多い
3. 便の性状：水様便，血便，粘血便，脂肪便，米のとぎ汁様
4. 下痢の回数，経過，増悪あるいは寛解因子：食事との関連
5. 腹痛の有無：部位，性状，程度
6. 悪心，嘔吐の有無
7. 体重減少の有無：大腸癌，腸結核，甲状腺機能亢進症などを見落とさない
8. 家族，周囲に同様の症状を訴えるものがいないか？
9. 生活歴：最近の食事内容，海外渡航の有無，職業，飲酒の有無，服薬の有無

の渡航歴がある場合），④炎症性腸疾患を有する患者，⑤アウトブレイクが疑われる場合，⑥特定の職業の従事者（食物を扱うなど）があげられている[4]．続いて，必要に応じて下部消化管内視鏡検査を行う．感染性腸炎を疑う場合の内視鏡検査の適応に関して，本邦では明確な基準はない．米国のガイドラインでは，下痢症状を呈する男性同性愛者，下痢症状が2週間以上持続する患者，抗菌薬治療に反応しない患者がS状結腸鏡の適応であると述べられている[5]．永田は，便培養陰性で1〜2週間以上下痢が持続する治療抵抗性の患者，免疫不全患者，性行為感染症ハイリスク患者などに内視鏡検査の適応があると報告している[6]．

A) 季節との関係

消化管の急性感染症では，夏季に細菌，冬季にはウイルスが病原体となることが多い．細菌性ではカンピロバクター，サルモネラ，腸管出血性大腸菌（O-157）を含む病原性大腸菌，腸炎ビブリオ，ブドウ球菌などが多く，食中毒として集団発生的にみられることが多い．冬季ではノロウイルス，ロタウイルスなどが多い．ノロウイルスは11〜12月にかけての初冬に多く，その後ノロウイルスと入れ替わるようにロタウイルスが2〜4月にかけて流行する．

B) 原因食品

問診の際に因果関係の強いものを摂取していたかどうか，2〜3日間での食事や会食歴を具体的に聴取する．鶏肉，豚肉，馬肉（カンピロバクター），鶏卵，鶏肉（サルモネラ），牛肉・特に生レバー，ホルモン（腸管出血性大腸菌），おにぎり，弁当（ブドウ球菌），魚介類（腸炎ビブリオ），生カキ（ノロウイルス），アジ，サバ，イカ（アニサキス）などが原因となる食品としてあげられる．

C) 海外渡航歴

旅行者下痢症の明確な定義はないが，海外に滞在中，あるいは帰国後1〜2週間以内に発病する下痢症のことである．発展途上国への渡航者は，腸管毒素原性大腸菌が下痢の原因として多いとされるが，細菌性赤痢，アメーバ赤痢，ランブル鞭毛

虫などの腸管感染症や，発熱があれば熱帯熱マラリア，デング熱を鑑別疾患に入れる．腸チフス，パラチフスの流行地域への渡航歴があり，発熱がある場合には下痢の有無にかかわらず，腸チフス，パラチフスを鑑別に入れる．

D) 基礎疾患

基礎疾患と服薬内容の確認も感染性腸炎の診断に必要となることがある．悪性疾患，ステロイド・免疫抑制薬，AIDS や免疫不全を伴う疾患などではサイトメガロウイルスの再活性化によりサイトメガロウイルス腸炎を発症することがある．AIDS や免疫不全を伴う疾患ではアメーバ性大腸炎の罹患にも注意が必要である．

E) 生活環境・性行動

近年，性感染症（STD）が増加しており，腸管感染症の原因となるものがある．これらは直腸や肛門部に病変を形成することが多く，頻度が高いものとしては，アメーバ性大腸炎，クラミジア腸炎，直腸梅毒などがある．

▶ 3. 治療内容

初期には全身状態（体温，血圧，意識状態，脈拍，呼吸数など）と脱水の程度を評価し，補液の必要性を判断する．重症かどうかを判断し，大量の下痢に血圧低下，頻脈，ツルゴールの低下を認める場合には脱水を考える．重症でなければ，脱水の補正はまず経口的に行う．小腸からの水とナトリウムの吸収はグルコースにより促進されるが，下痢疾患においてもこのメカニズムが脱水の補正に有効である．重度の脱水や併存する嘔吐により経口摂取困難な場合には，経静脈的に細胞外液の投与を行う．

A) 細菌性腸炎

現行の感染症法では細菌性感染症としてコレラ，細菌性赤痢，腸管出血性大腸菌，腸チフス，パラチフスの5疾患が3類感染症に指定されている．いずれも診断後直ちに保健所への届け出が必要である．

細菌性下痢は，毒素または細菌の侵入により発症する．毒素には，小腸粘膜に作用して水溶性下痢を起こすエンテロトキシン（コレラ，腸管毒素原生大腸菌，ウェルシュ菌），粘膜を破壊して炎症性下痢を引き起こすサイトトキシン（赤痢，腸管出血性大腸菌，腸炎ビブリオ，*Clostridioides difficile*），体外で細菌により産生され摂取後すぐに中枢神経系に作用し嘔吐を起こすニューロトキシン（黄色ブドウ球菌）がある．

B) ウイルス性腸炎

ロタウイルスによる感染性胃腸炎は5類感染症に分類されており，診断後7日以

JCOPY 498-14054

内に保健所に届け出る必要がある．ノロウイルスは，感染症法では5類小児科定点把握疾患の感染性胃腸炎に分類されているが，全数把握疾患ではないことから小児科指定届出医療機関でなければ感染症としての届出は不要である．ただし，医師がノロウイルスを食中毒の原因菌と判断した場合（食品衛生法）と施設などで集団発生の場合には，届出が必要となる．

C) 寄生虫感染症

現在の日本国内において寄生虫症に遭遇する機会は多くはないが，比較的遭遇する頻度が高いと思われる腸管寄生虫症として，原虫症では赤痢アメーバ症，ジアルジア症，クリプトスポリジウム症があり，蠕虫症では回虫症，鉤虫症，鞭虫症，蟯虫症，糞線虫症，横川吸虫症，異形吸虫症，日本海裂頭条虫症，無鉤条虫症，アジア条虫症がある．中でも大腸に感染する赤痢アメーバや，ランブル鞭毛虫が小腸に感染するジアルジア症，生食用生鮮ヒラメによる食中毒のクドアなどが代表的である．治療薬としては，赤痢アメーバ症やジアルジア症に対してメトロニダゾール，回虫症，鉤虫症，鞭虫症，蟯虫症に対してピランテル，糞線虫症に対してイベルメクチン，横川吸虫症，異形吸虫症，日本海裂頭条虫症，無鉤条虫症，アジア条虫症に対してプラジカンテルが有効である．

4. 薬の選び方・使い方（＊保険適用注意）

A) エンピリックセラピー

細菌性腸炎は市中において一般的によくみられる細菌感染症の1つである．多くは対症療法のみで軽快するため，抗菌薬を必要とする例は限られる．したがって，初期治療においては個々の症例の重症度を把握し，抗菌薬の必要性を判断することが肝要である．

◆ レボフロキサシン（クラビット®）　内服　500mg/日　分1，3日間

原因菌としてカンピロバクター属が想定される場合

◆ クラリスロマイシン（クラリス®）　内服　400mg/日　分2，3日間

キノロン系にアレルギー歴がある場合

◆ アジスロマイシン（ジスロマック®）内服　500mg/日　分1，3日間

◆ ホスホマイシンカルシウム水和物（ホスミシン®）

内服　2000mg/日　分4，3日間

意識障害などで経口摂取が困難な場合
◆ レボフロキサシン (クラビット®)
点滴静注* 500mg/ 回 1日1回, 3日間
◆ シプロフロキサシン (シプロキサン®)
点滴静注* 300mg/ 回 1日2回, 3日間

B) カンピロバクター腸炎

起因菌は *Campylobacter jejuni*, *Campylobacter coli*, *Campylobacter fetus* などで, このうち最も多いのが *C. jejuni* である. 潜伏期間は 2 ~ 7 日と他に比べ比較的長い. 腸管外病変では, 髄膜炎, 虫垂炎, 胆嚢炎, 腹膜炎, 膿瘍, 菌血症などの報告がある. 感染から 1 ~ 2 週以降に起こることがある反応性関節炎は, 下痢症状が改善した後も数週以上の長期に持続することもある.

◆ アジスロマイシン (ジスロマック®) 内服* 500mg/ 日 分 1, 3 日間
◆ クラリスロマイシン (クラリス®) 内服 400mg/ 日 分 2, 3 ~ 5 日間

C) サルモネラ腸炎

鶏卵, 鶏卵加工製品を介して経口感染する人畜共通感染症である. 潜伏期間は 8 ~ 72 時間であり, 水様性下痢, 腹痛, 血便に加えて発熱を伴う例も多くみられる. 菌血症が 2 ~ 4% に起こり, 腹腔内膿瘍, 心内膜炎, 骨髄炎, 関節炎などの腸管外病変などを起こしやすいことも特徴である.

第 1 選択
◆ レボフロキサシン (クラビット®) 内服 500mg/ 日 分 1, 3 ~ 7 日間
◆ レボフロキサシン (クラビット®)
点滴静注* 500mg/ 回 1日1回, 3 ~ 7 日間
◆ シプロフロキサシン (シプロキサン®)
点滴静注* 300mg/ 回 1日2回, 3 ~ 7 日間
第 2 選択
◆ アジスロマイシン (ジスロマック®)
内服* 500mg/ 日 (2 錠) 分 1, 3 ~ 7 日間

JCOPY 498-14054

◆ セフトリアキソンナトリウム水和物 (ロセフィン®)

点滴静注* 2g/回 1日1回, 3〜7日間

D) 病原性大腸菌

　腸管毒素原性大腸菌 (*Escherichia coli*) は，旅行者下痢症の最も一般的な原因菌である．大腸菌は浄水設備が十分に整備されていない地域の水道でよくみられ，感染は発展途上国を訪れた旅行者でよくみられる．軽度の下痢には抗菌薬は投与しない．中等度から重度の下痢患者には抗菌薬を投与する．キノロン系への耐性が増えてきており，代替薬としてはアジスロマイシンを検討する．

◆ レボフロキサシン (クラビット®) 　内服　500mg/日　分1, 3日間
◆ シプロフロキサシン (シプロキサン®) 内服　600mg/日　分1〜2, 3日間
◆ アジスロマイシン (ジスロマック®) 　内服* 500mg/日　分1, 3日間

E) 腸管出血性大腸菌

　腸管出血性大腸菌 (EHEC：enterohemorrhagic *E. coli*) は，毒力の強いベロ毒素を産生し，溶血性尿毒症症候群 (HUS) などの合併症を引き起こすのが特徴である．血清型は O157 が最も多く，その他にも O26, O111, O145 など複数の種類の血清型がみられている．全体の 5〜10% の患者は HUS をきたし，HUS になった患者の約 10% は死亡または永久的な腎不全となる．止痢薬は HUS の発症リスクを高めるとの報告があるため，できる限り使用しない[7]．EHEC に対する抗菌薬投与については，HUS 発症のリスクが知られており，投与の是非について一定の見解は得られていない．米国感染症学会のガイドラインでは，ベロ毒素を産生する大腸菌に対して抗菌薬を使用しないことを推奨している[8]．一方，本邦のガイドラインでは統一的な見解は得られていないと記載されている．したがって，抗菌薬の投与に関しては慎重に判断する必要があり，抗菌薬を投与する場合には早期に開始することが望ましい．

第1選択

◆ レボフロキサシン (クラビット®)

内服　500mg/日 (1錠)　分1, 3日間

第 2 選択
◆ ホスホマイシンカルシウム水和物 (ホスミシン®)
内服　2000mg/ 日　分 4, 3 日間

F) 腸チフス / パラチフス

　腸チフス，パラチフスは，それぞれサルモネラ属のチフス菌とパラチフス菌の感染による全身性疾患であり，ほとんど同じような症状を呈する．潜伏期間は 7 〜 14 日であり，発熱を伴い発症する．39℃を超える高熱が 1 週間以上も続き，比較的徐脈（発熱に比べて脈拍の上昇が少ない状態），バラ疹（胸腹部に現れる淡紅色の発疹），脾腫，下痢などの症状を呈し，腸出血，腸穿孔を起こすこともある．重症例では意識障害や難聴が起きることもある．無症状病原体保有者はほとんどが胆嚢内保菌者であり，胆石保有者や慢性胆嚢炎に合併することが多く，永続保菌者となることが多い．

第 1 選択
◆ セフトリアキソンナトリウム水和物 (ロセフィン®)
点滴静注*　2g/ 回　1 日 1 回, 14 日間
◆ アジスロマイシン (ジスロマック®) 内服*　　500mg/ 日　分 1, 7 日間,
または初日 1000mg/ 日　分 1・2 日目以降　500mg/ 日　分 1, 6 日間
(計 7 日間)
第 2 選択
◆ レボフロキサシン (クラビット®)　内服　　500mg/ 日　分 1, 14 日間

G) 細菌性赤痢

　細菌性赤痢は，グラム陰性菌である赤痢菌の経口感染により起こる．潜伏期間は 1 〜 5 日（大多数が 3 日以内）であり，症状は発熱，腹痛，悪心，嘔吐，しぶり腹，下痢，膿・粘血便などである．

第 1 選択
◆ レボフロキサシン (クラビット®)　内服　　500mg/ 日　分 1, 5 日間
第 2 選択 (キノロン系薬に耐性または低感受性，アレルギーがある場合)
◆ アジスロマイシン (ジスロマック®) 内服*　500mg/ 日　分 1, 3 日間

◆　ホスホマイシンカルシウム水和物 (ホスミシン®)

内服　2000mg/ 日　分 4, 5 日間

H) コレラ

　コレラはグラム陰性菌であるコレラ毒素産生性コレラ菌の経口感染により起こる．潜伏期間は数時間〜 5 日（通常は 1 日前後）であり，症状は軽症の水様性下痢や軟便で経過することが多いが，まれに米のとぎ汁様の便臭のない水様便を 1 日数リットルから数十リットルも排泄し，激しい嘔吐を繰り返す．

第 1 選択
◆　レボフロキサシン (クラビット®)　内服　500mg/ 日　分 1, 3 日間
第 2 選択 (キノロン系薬に耐性または低感受性，アレルギーがある場合)
◆　アジスロマイシン (ジスロマック®) 内服*　500mg/ 日　分 1, 3 日間，
または 1000mg　分 1, 1 日間 (単回投与)
◆　ドキシサイクリン塩酸塩水和物 (ビブラマイシン®)

内服　300mg/ 日　分 1, 1 日間 (単回投与)

I) 赤痢アメーバ腸炎

　アメーバ症は，赤痢アメーバ（*Entamoeba histolytica*）による感染症である．赤痢アメーバシスト（嚢子）に汚染された飲食物などの経口摂取により感染する．シストは胃を経て小腸に達し栄養型となり大腸に到達する．栄養型原虫は大腸粘膜面に潰瘍性病変を形成する．盲腸および直腸が好発部位であり，粘血便，下痢，しぶり腹を呈する．男性の赤痢アメーバ腸炎では，同性間性交渉を確認し，本人同意の上で HIV スクリーニング検査を検討する．

◆　メトロニダゾール (フラジール®)

内服　1500mg/ 日　分 3, 7 〜 10 日間

赤痢アメーバシストに対して
◆　パロモマイシン硫酸塩 (アメパロモカプセル®)

内服　1500mg/ 日　分 3, 10 日間

J) ジアルジア症 (ランブル鞭毛虫症)

消化管寄生虫鞭毛虫の一種であるジアルジア（別名ランブル鞭毛虫）(*Giardia lamblia.*) による原虫感染症である．糞便中に排出された原虫嚢子により食物や水が汚染されることによって，経口感染を起こす．健康な人の場合には無症状のことも多いが，食欲不振，腹部不快感，下痢（しばしば脂肪性下痢）などの症状を示すこともあり，免疫不全状態では重篤となることもある．

◆ メトロニダゾール（フラジール®）内服　　750 ～ 1000mg/ 日　分 3 ～ 4,
　　　　　　　　　　　7 日間*（添付文書では 750mg/ 日　分 3, 5 ～ 7 日間）

K) ビブリオ腸炎

夏場に魚介類およびその加工品などの摂取で感染する．潜伏期間は 8 ～ 24 時間であり，症状は痙攣性の腹痛，大量の水様性下痢，しぶり腹などを呈する．抗菌薬の投与は有症状期間や排菌期間の短縮には寄与しないとされ，抗菌薬の投与は推奨されない．

L) ウェルシュ菌

ウェルシュ菌は糞便，土壌，空気中，水中などに広く分布している．ウェルシュ菌食中毒は汚染された食品の摂取により生じる急性胃腸炎である．治療は支持療法であり，抗菌薬は投与しない．予防としては，加熱調理された食肉の残りは速やかに冷蔵し，給仕前に十分に再加熱（内部温度 75℃）するべきである．

M) プレジオモナス / エロモナス / エルシニア腸炎 (重症例)

基本的に抗菌薬投与なしで軽快するため，重症例でのみ抗菌薬が推奨される．

第 1 選択

◆ レボフロキサシン（クラビット®）　内服　　500mg/ 日　分 1, 3 日間
　　　　　　　　　　　　　　　　　　　　　　（菌血症では 14 日間）

第 2 選択

◆ アジスロマイシン（ジスロマック®）内服*　500mg/ 日　分 1, 3 日間

N) サイトメガロウイルス腸炎

サイトメガロウイルス感染症はヒトのみに感染するウイルスである．主な感染経路は母乳感染，尿や唾液による水平感染が主経路であり，産道感染，輸血による感染，性行為による感染なども認められている．通常，幼小児期に不顕性感染の形で

JCOPY 498-14054

感染し，生涯その宿主に潜伏感染し，免疫抑制状態下で再活性化し，種々の病態を引き起こす．抗体保有率は年齢とともに上昇し，成人では 60 〜 90％がサイトメガロウイルス感染歴を有するが，近年若年者を中心に徐々に低下傾向にある．免疫抑制状態の患者や易感染宿主ではサイトメガロウイルスによる腸炎が問題となる．

第 1 選択

◆　ガンシクロビル (デノシン®)

点滴静注　　5mg/kg/ 回　1 日 2 回，3 〜 6 週間

第 2 選択

◆　バルガンシクロビル塩酸塩 (バリキサ®)

内服　　1800mg/ 日　分 2，3 〜 6 週間

ガンシクロビルで副作用や耐性で投与不可時

◆　ホスカルネットナトリウム水和物 (ホスカビル®) 点滴静注 *
60mg/kg/ 回　1 日 3 回，または 90mg/kg/ 回　1 日 2 回，3 〜 6 週間

O) ヒト腸管スピロヘータ

　腸管スピロヘータ症は，グラム陰性桿菌の *Brachyspira* 属による人畜共通感染症である．感染経路は汚染された食物や飲水，糞便を介しての経口感染と STD としての経肛門感染があり，AIDS などの免疫不全患者に発生しやすいとされている．確定診断には病理組織学的検査が必須である．健常者で無症状の場合には，治療は不要と考えられている．下痢などの症状が持続する場合や免疫不全患者では治療を行うことが望ましい．

◆　メトロニダゾール (フラジール®)

内服　　1500mg/ 日　分 3，7 〜 14 日間

P) クラミジア直腸炎

　病原体であるクラミジア・トラコマチス (*Chlamydia trachomatis*) は，絶対性細胞内寄生細菌であり，人工培地では増殖できない．若年層の女性に多く，成人では性行為により感染する．内視鏡像は，下部直腸中心に存在する半球状小隆起の集簇が特徴であり，イクラ状粘膜と称される．一般的に，クラミジア直腸炎の治療は性器クラミジアに準じる．治療効果判定に関して，2020 年の性感染症診断・治療ガイドラインでは投与開始 2 週間後の PCR 法か EIA 法などにより病原体の陰性化を確

認することが推奨されており，治療後2〜3週目の病原検査で治癒を確認すること
が望ましいとされている[9].

- ◆ アジスロマイシン（ジスロマック®）　内服　1000mg/日
　　　　　　　　　　　　　　　　　　　　　　　　分1, 1日間（単回投与）
- ◆ クラリスロマイシン（クラリシッド®）内服　400mg/日　分2, 7日間
- ◆ ミノサイクリン（ミノマイシン®）　　内服　200mg/日　分2, 7日間
- ◆ ドキシサイクリン塩酸塩水和物（ビブラマイシン®）
　　　　　　　　　　　　　　　　　　　内服　200mg/日　分2, 7日間
- ◆ レボフロキサシン（クラビット®）　　内服　500mg/日　分1, 7日間
- ◆ トスフロキサシン（オゼックス®）　　内服　300mg/日　分2, 7日間
- ◆ シタフロキサシン（グレースビット®）内服　200mg/日　分2, 7日間

Q) クロストリディオイデス・ディフィシル腸炎

　Clostridioides difficile（CD）は，抗菌薬関連下痢症の原因の1つであり，芽胞を形
成する偏性嫌気性グラム陽性桿菌である．健常成人の5〜10％に無症候性保菌が
みられ，抗菌薬投与中の患者では約20〜30％が保菌している．CDによる感染症
（CDI：CD infection）のリスク因子としては，抗菌薬の使用の他に高齢者，炎症性
腸疾患や慢性腎臓病などの基礎疾患，経鼻経管栄養の使用，制酸薬の使用などがあ
げられる．CDIの原因となる抗菌薬があれば中止する．CDIは，「2歳以上でBris-
tol Stool Scale 5以上の下痢を認め，CDI検査にて便中トキシンが陽性もしくはト
キシン産生性のCDを分離する，もしくは下部消化管内視鏡や大腸病理組織にて偽
膜性腸炎を呈するもの」と定義されている．また，下痢は24時間以内に3回以上
もしくは平常時より多い便回数で，Bristol Stool Scale 5以上の便を目安とする[10].
図5-2 にCDI治療のフローチャートを示す．当科が扱う薬剤はメトロニダゾール，
バンコマイシンの標準投与までであり，それ以上の薬剤投与が必要となる場合には，
抗菌薬適正使用支援チーム（AST：Antimicrobial Stewardship Team）にサポート
を依頼する．

　再発性のCDIに対して，便移植（FMT：fecal microbiota transplantation）の有
効性が報告されている．2013年にvan Noodらにより報告された研究では，バンコ
マイシンによる治療に比してFMT後において，CDIの再発率が圧倒的に低い[11].
さらに，CDIの新規治療薬であるフィダキソマイシンとの再発率の比較においても，
FMTの優位性が示されている[12]. FMTは現時点では保険適用のある治療法では

JCOPY 498-14054

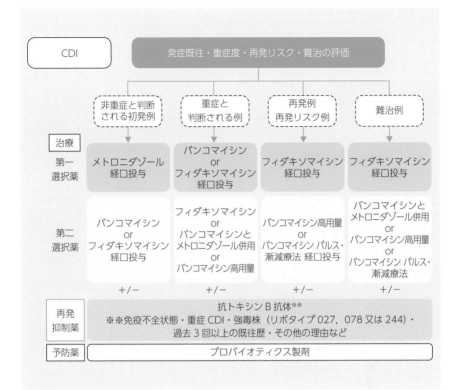

図5-2 *C. difficile* 治療のフローチャート

(*Clostridioides difficile* 感染症診療ガイドライン 2022. 日本化学療法学会・日本感染症学会; 日本化学療法学会雑誌. 2022; 71: 3 および日本感染症学会雑誌. 2022; 97: S3)[10]

ないが，既存の抗菌薬と比べてコストベネフィットにすぐれている．ヒトの糞便を材料とすることから，材料費はほとんどかからず，ドナースクリーニングにかかる経費や消耗品代などを合わせても 1 ～ 2 万円程度であり，バンコマイシン治療の1/10 のコストしか必要としない[13]．

【初発の非重症例】

第 1 選択

◆ メトロニダゾール (フラジール®) 内服　1500mg/日　分 3, 10 日間

内服が困難な場合

◆ メトロニダゾール (アネメトロ®)

点滴静注　500mg/ 回　1 日 3 回, 10 日間

第 2 選択 (メトロニダゾールが使用できない, 妊婦や授乳婦の場合)

◆ バンコマイシン塩酸塩 (塩酸バンコマイシン散®)

内服　0.5g/ 日　分 4, 10 日間

◆ フィダキソマイシン (ダフクリア®) 内服　400mg/ 日　分 2, 10 日間

【初発の重症例】

第 1 選択

◆ バンコマイシン塩酸塩 (塩酸バンコマイシン散®)

内服　0.5g/ 日　分 4, 10 日間

◆ フィダキソマイシン (ダフクリア®) 内服　400mg/ 日　分 2, 10 日間

第 2 選択 (ショック, 低血圧, 中毒性巨大結腸症, 麻痺性イレウスの場合)

◆ バンコマイシン高用量療法: バンコマイシン塩酸塩
(塩酸バンコマイシン散®) 内服　2g/ 日　分 4, 10 日間

◆ バンコマイシン・メトロニダゾール併用療法:
バンコマイシン塩酸塩 (塩酸バンコマイシン散®) 内服　0.5g/ 日　分 4 と
メトロニダゾール (アネメトロ®)

点滴静注　500mg/ 回　1 日 3 回, 10 日間の併用

内服および胃管投与が困難な場合

◆ バンコマイシン塩酸塩 (塩酸バンコマイシン散®)

注腸　0.5g ＋生理食塩水 100mL/ 回　1 日 4 回注腸, 10 日間

【再発例】

第 1 選択

◆ フィダキソマイシン (ダフクリア®) 内服　400mg/ 日　分 2, 10 日間

第 2 選択 (ショック, 低血圧, 中毒性巨大結腸症, 麻痺性イレウスの場合)

◆ バンコマイシン高用量療法, 10 〜 14 日間

◆ バンコマイシンパルス・漸減療法:
バンコマイシン塩酸塩 (塩酸バンコマイシン散®) 内服
① 0.5g/ 日　分 4, 14 日間, ② 0.25g/ 日　分 2, 7 日間,

③ 0.125g/ 日　分 1, 7 日間,　④ 0.125g/2 ～ 3 日　分 1, 2 ～ 8 週間

【難治例 (2 回以上の再発)】

第 1 選択

◆ フィダキソマイシン (ダフクリア®) 内服　　400mg/ 日　分 2, 10 日間

第 2 選択

◆ バンコマイシン高用量療法, 14 日間

◆ バンコマイシン・メトロニダゾール併用療法, 14 日間

◆ バンコマイシンパルス・漸減療法

【再発抑制】

◆ ベズロトクスマブ (ジーンプラバ®)
　　点滴静注　　10mg/kg/ 回　1 日 1 回 60 分点滴, 1 日間 (単回投与)

⚠ 5. 薬剤の副作用，相互作用，合併症，その対策

A) 抗生物質起因性出血性大腸炎

　抗生物質起因性出血性大腸炎 (AAHC: antibiotic-associated hemorrhagic colitis) は抗菌薬関連腸炎の 1 つであり，典型的にはペニシリンなどの抗菌薬を用いた治療後にみられ，急な腹痛，下痢，血便をきたす疾患である．発症メカニズムに関しては諸説あり，微小循環障害説やアレルギー説があるが，近年では菌交代現象に伴う *Klebsiella oxytoca* が関与する説が提唱されている．*H. pylori* 除菌療法後の発症が報告されており，一次除菌後では 0.35 ～ 0.6%[14, 15]，二次除菌後では 0.96%[16] とされている．

　診断の際には，発症数日前の抗菌薬の投与歴を確認し，CD 腸炎を否定する．続いて便培養検査を行い，大腸内視鏡を検討する．典型的な内視鏡像はないが，右半結腸中心とした区域性出血性大腸炎が多く[17]，びまん性の発赤，びらん，出血がみられ，直腸病変はまれである．

　治療に関しては，原因薬物を中止し，下痢などに対する対症治療だけで速やかに改善する．

B) 薬剤耐性について

　抗菌薬の消費の増加に伴い AMR (antimicrobial resistance：薬剤耐性) が出現し，現在グローバルレベルで大きな問題となっている．日本では 1980 年代にメチシリ

ン耐性黄色ブドウ球菌が社会問題になったことをきっかけに，さまざまな AMR 対策が行われてきた．2013 年に，米国の疾病対策予防センター（CDC: Centers for Disease Control and Prevention）は，緊急の対応を要する耐性菌として，カルバペネム耐性腸内細菌科細菌（CRE），クロストリジウム・ディフィシル，薬剤耐性淋菌を，深刻な耐性菌として，多剤耐性アシネトバクター，extended-spectrum beta-lactamase（ESBL）産生腸内細菌科細菌，VRE，MRSA，多剤耐性緑膿菌などをリストアップした．このような AMR による危機的な状況に取り組むため，2015 年 5 月の世界保健総会では，薬剤耐性（AMR）に関するグローバル・アクション・プランを作成することが提言され，米国をはじめ世界各国で AMR 対策アクションプランが作成された．日本でも 2016 年に AMR 対策アクションプランが作成された．

「薬剤耐性ワンヘルス動向調査年次報告書 2022」によると，2020 年の日本における抗菌薬使用量に関して，ペニシリン系が 33.6% と最も高く，次いでセファロスポリン系（24.6%），サルファ剤（15.1%），マクロライド系（11.3%）であった．ウイルス感染に対する抗菌薬の投与は，本来必要ない処方であるが，念のためにと抗菌薬を求めてくる患者がまだ数多くいる．「抗菌薬意識調査レポート 2019」によると，風邪で医療機関を受診した際に，抗菌薬は咳止め，解熱剤，鼻水を抑える薬についで 4 番目に患者から求められており，実際に処方された薬剤の中では，抗菌薬は咳止め，解熱剤についで 3 番目であったと報告されている．

抗微生物薬適正使用の手引きでは，成人の急性下痢症では，ウイルス性，細菌性に関わらず自然軽快することが多く，脱水の予防を目的とした水分摂取の励行といった対症療法が重要と指摘されている．本邦および ACG（American College of Gastroenterology：米国消化器病学会）のガイドラインでは，重症例または海外渡航歴のある帰国者の急性下痢症（渡航者下痢症）である場合を除いて抗菌薬投与は推奨されておらず[18]，本邦のガイドラインでは，①血圧の低下，悪寒戦慄など菌血症が疑われる場合，②重度の下痢による脱水やショック状態などで入院加療が必要な場合，③菌血症のリスクが高い場合（CD4 陽性リンパ球数が低値の HIV 感染症，④ステロイド・免疫抑制剤投与中など細胞性免疫不全者等），⑤合併症のリスクが高い場合（50 歳以上，人工血管・人工弁・人工関節など），⑥渡航者下痢症などの場合には抗菌薬投与を考慮することとされている．

「薬剤耐性（AMR）対策アクションプラン（2023-2027）」では，更なる薬剤耐性（AMR）対策の推進を図るために策定された行動計画であり，①普及啓発・教育，②動向調査・監視，③感染予防・管理，④抗微生物剤の適正使用，⑤研究開発・創薬，⑥国際協力の 6 つの分野に関する目標の設定，目標を実現するための戦略およ

JCOPY 498-14054

び具体的なアクションが定められている.

▶6. 治療のコツ，最新の知見

A) 届け出感染症

「感染症の予防及び感染症の患者に対する医療に関する法律」(感染症法)に基づき，定められた感染症を診断した医師は，最寄りの保健所に届け出ることになっている．届け出感染症一覧を 表5-2 に示す．1 類から 4 類，ならびに 5 類に含まれる侵襲性髄膜炎菌感染症，風疹，麻疹は，診断した医師が直ちに (24 時間以内) 届け出る．5 類のうち全数把握疾患で，侵襲性髄膜炎菌感染症，風疹，麻疹を除いたものは 7 日以内に届け出なければならない．ちなみに，同一の飲食物もしくは感染源と考えられる集団発生事例では，食品衛生法に基づく食中毒として最寄りの保健所に届け出が必要となる.

表5-2 届け出感染症一覧

類型	感染症名
1 類	エボラ出血熱，クリミア・コンゴ出血熱，痘そう，南米出血熱，ペスト，マールブルグ病，ラッサ熱
2 類	急性灰白髄炎，結核 (潜在性結核感染症を含む)，ジフテリア，重症急性呼吸器症候群 (SARS)，中東呼吸器症候群，鳥インフルエンザ (H5N1, H7N9)
3 類	<u>コレラ</u>，<u>細菌性赤痢</u>，<u>腸管出血性大腸菌感染症</u>，<u>腸チフス</u>，<u>パラチフス</u>
4 類	E 型肝炎，ウエストナイル熱 (ウエストナイル脳炎を含む)，A 型肝炎，エキノコックス症，黄熱，オウム病，オムスク出血熱，回帰熱，キャサヌル森林病，Q 熱，狂犬病，コクシジオイデス症，サル痘，ジカウイルス感染症，重症熱性血小板減少症候群 (病原体がフレボウイルス属 SFTS ウイルスであるものに限る)，腎症候性出血熱，西部ウマ脳炎，ダニ媒介脳炎，炭疽，チクングニア熱，つつが虫病，デング熱，東部ウマ脳炎，鳥インフルエンザ (H5N1 および H7N9 を除く)，ニパウイルス感染症，日本紅斑熱，日本脳炎，ハンタウイルス肺症候群，B ウイルス病，鼻疽，ブルセラ症，ベネズエラウマ脳炎，ヘンドラウイルス感染症，発しんチフス，ボツリヌス症，マラリア，野兎病，ライム病，リッサウイルス感染症，リフトバレー熱，類鼻疽，レジオネラ症，レプトスピラ症，ロッキー山紅斑熱
5 類 (全数把握疾患)	<u>アメーバ赤痢</u>，ウイルス性肝炎 (E 型肝炎および A 型肝炎を除く)，カルバペネム耐性腸内細菌科細菌感染症，急性弛緩性麻痺 (急性灰白髄炎を除く)，急性脳炎 (ウエストナイル脳炎，西部ウマ脳炎，ダニ媒介脳炎，東部ウマ脳炎，日本脳炎，ベネズエラウマ脳炎およびリフトバレー熱を除く)，クリプトスポリジウム症，クロイツフェルト・ヤコブ病，劇症型溶血性レンサ球菌感染症，後天性免疫不全症候群，<u>ジアルジア症</u>，侵襲性インフルエンザ菌感染症，侵襲性髄膜炎菌感染症，侵襲性肺炎球菌感染症，水痘 (入院例に限る)，先天性風疹症候群，梅毒，播種性クリプトコックス症，破傷風，バンコマイシン耐性黄色ブドウ球菌感染症，バンコマイシン耐性腸球菌感染症，百日咳，風疹，麻疹，薬剤耐性アシネトバクター感染症，新型コロナウイルス感染症

表5-3 届け出腸管感染症の検査材料および検査方法

類型	感染症名	検査材料	検査方法
2類感染症	コレラ	便	分離・同定による病原体の検出，かつ分離菌における次の (1)，(2) いずれかによるコレラ毒素の確認 (1) 毒素産生の確認 (2) PCR 法による毒素遺伝子の検出
	細菌性赤痢	便	分離・同定による病原体の検出
	腸管出血性大腸菌感染症	便	分離・同定による病原体の検出，かつ分離菌における次の (1)，(2) いずれかによるベロ毒素の確認 (1) 毒素産生の確認 (2) PCR 法等による毒素遺伝子の検出 ベロ毒素の検出 (HUS 発症例に限る)
		血清	抗原凝集抗体または抗ベロ毒素抗体の検出 (HUS 発症例に限る)
	腸チフス	血液，骨髄液，便，尿，胆汁	分離・同定による病原体の検出
	パラチフス	血液，骨髄液，便，尿，胆汁	分離・同定による病原体の検出
5類感染症	アメーバ赤痢	便，病変部（大腸粘膜組織，膿瘍液）	(1) 顕微鏡下での病原体の検出 (2) ELISA 法による病原体の抗原の検出 (3) PCR 法による病原体の遺伝子の検出
		便	イムノクロマト法による病原体の抗原の検出
		血清	抗体の検出
	ジアルジア症	便，生検組織，十二指腸液，胆汁，膵液	(1) 顕微鏡下でのジアルジア原虫の証明 (2) 酵素抗体法またはイムノクロマト法による病原体抗原の検出 (3) PCR 法による病原体の遺伝子の検出

　この **表5-2** の中で腸管感染症に該当する疾患は，3類の5疾患（コレラ，細菌性赤痢，腸管出血性大腸菌感染症，腸チフス，パラチフス）と5類・全数把握対象の2疾患（アメーバ赤痢，ジアルジア症）である．これら7疾患に対する検査材料および検査方法の詳細について **表5-3** に示す．

■参考文献

JAID/JSC 感染症治療ガイド・ガイドライン作成委員会. JAID/JSC 感染症治療ガイド 2019. 日本感染症学会・日本化学療法学会; 2019.
1) 清水誠治. 腸管感染症・最近の話題. 日内会誌. 2021; 110: 2005-12.
2) Siegel DL, et al. Inappropriate testing for diarrheal diseases in the hospital. JAMA. 1990; 263: 979-82.
3) Rohner P, et al. Etiological agents of infectious diarrhea: implications for requests for microbial culture. J Clin Microbiol. 1997; 35: 1427-32.

4）細川直登, 監修. 亀田感染症ガイドライン 急性下痢症（外来編）. https://medical.kameda. com/general/medical/assets/12.pdf12.pdf（kameda. com）

5）DuPont HL. Guidelines on acute infectious diarrhea in adults. The Practice Parameters Committee of the American College of Gastroenterology. Am J Gastroenterol. 1997; 92: 1962-75.

6）永田尚義. 内視鏡を利用した感染性腸炎の診断. Gastroenterol Endosc. 2012; 54: 3180-8.

7）Boyce TG, et al. *Escherichia coli* O157: H7 and the hemolytic-uremic syndrome. N Engl J Med. 1995; 333: 364-8.

8）Shane AL, et al. 2017 Infectious Diseases Society of America clinical practice guide-lines for the diagnosis and management of infectious diarrhea. Clin Infect Dis. 2017; 65: e45-e80.

9）日本性感染症学会. 性感染症診断・治療ガイドライン 2020. 診断と治療社; 2020.

10）*Clostridioides difficile* 感染症診療ガイドライン 2022. 日本化学療法学会・日本感染症学会; 2022.

11）van Nood E, et al. Duodenal infusion of donor feces for recurrent Clostridium difficile. N Engl J Med. 2013; 368: 407-15.

12）Hvas CL, et al. Fecal microbiota transplantation is superior to fidaxomicin for treatment of recurrent *Clostridium difficile* infection. Gastroenterology. 2019; 156: 1324-32.

13）水野慎大. *Clostridioides difficile* 感染症と糞便微生物移植. 臨床検査. 2020; 64: 238-43.

14）Ishikawa S, et al. A study on 19 cases of antibiotic-associated hemorrhagic colitis. Prog Dig Endosc. 1998; 53: 132-3.

15）Kashihara W, et al. Case of antibiotic-associated hemorrhagic colitis during eradication therapy for *Helicobacter pylori*. Helicobacter Res. 1998; 2: 580-1.

16）Ikegami R, et al. Three cases of antibiotic-associated hemorrhagic colitis after sec-ond-line therapy for *Helicobacter pylori*. J Jpn Soc Coloproctol. 2015; 68: 419-24.

17）原田 英, 他. 抗菌薬関連消化管病変—抗菌薬関連出血性大腸炎の臨床的特徴. 胃と腸. 2016; 51: 473-81.

18）Riddle MS, et al. ACG Clinical guideline: diagnosis, treatment, and prevention of acute diarrheal infections in adults. Am J Gastroenterol. 2016; 111: 602-22.

6 潰瘍性大腸炎

▶ 1. 疾患の概要

　潰瘍性大腸炎は未だ原因不明の大腸の慢性炎症性腸疾患（IBD: inflammatory bowel disease）であり，本邦では1975年に特定疾患治療研究対象に指定された．医療受給者交付患者数は1984年の9,112人から2014年には170,781人と年々患者数が増加している 図6-1．2015年の難病法改正に伴い潰瘍性大腸炎は指定難病と

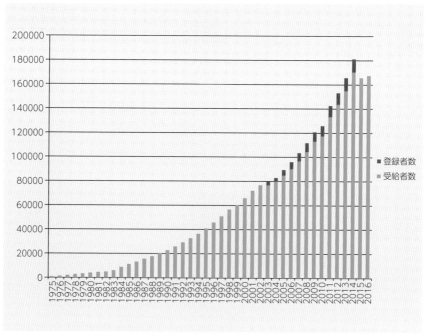

図6-1 潰瘍性大腸炎医療受給者証交付件数の推移
〔厚生労働省難病情報センターホームページ (https://www.nanbyou.or.jp/entry/62)〕

JCOPY 498-14054

され，軽症例の多くに受給者証が交付されなくなったため交付者数からの患者数の推測が困難となったが，2017年に報告された疫学調査では潰瘍性大腸炎の患者数は約22万人と推定され，米国に次いで世界で2番目に患者数の多い国となっている．本邦での潰瘍性大腸炎の発症年齢のピークは男性で20〜24歳，女性では25〜29歳であるが，幅広い年齢層に有病者を認め，最近では高齢発症が増加している．男女比は1：1で同程度とされている．

潰瘍性大腸炎の明確な発症メカニズムは現在のところ解明されていない．一方で，潰瘍性大腸炎は同じ家系内に発症者がいるケースも多く，何らかの遺伝子の異常など遺伝的な要因が関与していることが指摘されている．これら遺伝的な素因に腸内細菌や食生活の変化，喫煙，衛生環境といった環境因子が複雑に絡み合って，なんらかの抗原が消化管の免疫担当細胞を介して腸管局所で過剰な免疫応答を引き起こされることで発症すると考えられている．

▶ 2. 鑑別疾患

潰瘍性大腸炎の診断基準を 表6-1 に示す．潰瘍性大腸炎は主として粘膜を侵し，しばしばびらんや潰瘍を形成する原因不明の大腸のびまん性非特異性炎症と定義されている．持続性または反復性の粘血便・血性下痢などがあり，本症が疑われるときには，理学的検査や血液検査を行い，さらに放射線照射歴，抗菌薬服用歴，海外渡航歴などを聴取する．次に大腸内視鏡検査や生検を行い，必要に応じ注腸X線検査を行って本症に特徴的な腸病変を確認する．また，典型的な血便を伴わず内視鏡所見で本疾患を疑う症例も存在するため，細菌学的・寄生虫学的検査を行うとともに，上部消化管検査や小腸検査などを行い感染性腸炎や他の炎症性腸疾患などを除外する．診断が確定しない場合は inflammatory bowel disease unclassified（IBDU）として経過観察を行う．

内視鏡検査では，粘膜はびまん性におかされ，血管透見像は消失し，粗糙または細顆粒状を呈する．さらに，もろくて易出血性（接触出血）を伴い，粘血膿性の分泌物が付着しているか，多発性のびらん，潰瘍あるいは偽ポリポーシスを認める．原則として病変は直腸から連続して認める．鑑別疾患を 表6-2 に示す．その中で感染性腸炎との鑑別がとくに重要であり，直腸病変を有するカンピロバクター腸炎とアメーバ性大腸炎が問題となる．また，憩室炎の有無にかかわらず憩室を伴う大腸粘膜に慢性炎症を認める状態を憩室関連（憩室性）大腸炎と称されており，慢性炎症が区域性に認められる区域性憩室関連大腸炎（SCAD: segmental colitis associated with diverticulosis）は，潰瘍性大腸炎との関連性が指摘されている．家族性

表6-1 潰瘍性大腸炎の診断基準

診断の基準
A. 臨床症状: 持続性または反復性の粘血・血便, あるいはその既往がある.
B. ①内視鏡検査: ⅰ) 粘膜はびまん性におかされ, 血管透見像は消失し, 粗ぞうまたは細顆粒状を呈する.
さらに, もろくて易出血性（接触出血）を伴い, 粘血膿性の分泌物が付着しているか, ⅱ) 多発性のびらん, 潰瘍あるいは偽ポリポーシスを認める.
ⅲ) 原則として病変は直腸から連続して認める.
②注腸X線検査: ⅰ) 粗ぞうまたは細粒状の粘膜表面のびまん性変化, ⅱ) 多発性のびらん, 潰瘍, ⅲ) 偽ポリポーシスを認める. その他, ハウストラの消失（鉛管像）や腸管の狭小・短縮が認められる.
C. 生検組織学的検査: 活動期では粘膜全層にびまん性炎症性細胞浸潤, 陰窩膿瘍, 高度な杯細胞減少が認められる. いずれも非特異的所見であるので, 総合的に判断する. 寛解期では腺の配列異常（蛇行・分岐）, 萎縮が残存する. 上記変化は通常直腸から連続性に口側にみられる.
確診例:
[1] AのほかBの①または②, およびCを満たすもの.
[2] Bの①または②, およびCを複数回にわたって満たすもの.
[3] 切除手術または剖検により, 肉眼的および組織学的に本症に特徴的な所見を認めるもの.

〈注1〉確診例は下記の疾患が除外できたものとする. 細菌性赤痢, クロストリディオイデス・ディフィシル腸炎, アメーバ性大腸炎, サルモネラ腸炎, カンピロバクタ腸炎, 大腸結核, クラミジア腸炎などの感染性腸炎が主体で, その他にクローン病, 放射線大腸炎, 薬剤性大腸炎, リンパ濾胞増殖症, 虚血性大腸炎, 腸管型ベーチェット病, など
〈注2〉所見が軽度で診断が確実でないものは「疑診」として取り扱い, 後日再燃時などに明確な所見が得られた時に本症と「確診」する.
〈注3〉鑑別困難例
クローン病と潰瘍性大腸炎の鑑別困難例に対しては経過観察を行う. その際, 内視鏡や生検所見を含めた臨床像で確定診断が得られない症例は inflammatory bowel disease unclassified (IBDU) とする. また, 切除術後標本の病理組織学的な検索を行っても確定診断が得られない症例は indeterminate coliti (IC) とする. 経過観察により, いずれかの疾患のより特徴的な所見が出現する場合がある.
〈注4〉家族性地中海熱では潰瘍性大腸炎に類似した大腸病変を認めることがあり, 臨床経過などを考慮し, 鑑別を要する場合がある.
（厚生労働省科学研究費補助金　難治性疾患政策研究事業「難治性炎症性腸管障害に関する調査研究」（久松班）令和4年度分担研究報告書. 潰瘍性大腸炎・クローン病診断基準・治療指針　令和4年度改訂版（令和5年3月）. p.4）

地中海熱（FMF: familial Mediterranean fever）の原因遺伝子として *MEFV* 遺伝子が同定されている. 近年, *MEFV* 遺伝子変異を伴い IBD 類似の内視鏡像を呈する *MEFV* 遺伝子関連腸炎が注目されている. 同疾患の多くは非典型例あるいは FMF の診断基準を満たさないことが報告されている[1].

▶ 3. 治療内容

　重症度や罹患範囲・QOL（生活の質）の状態などを考慮して治療を行う. 活動期には寛解導入治療を行い, 寛解導入後は寛解維持治療を長期にわたり継続する **図6-2 図6-3** . 重症度が進むに従い治療を強化していくステップアップ療法が基

JCOPY 498-14054

表6-2 潰瘍性大腸炎と鑑別を要する疾患

疾患名	好発部位	内視鏡的特徴	診 断
カンピロバクター腸炎	直腸〜深部大腸, 回盲弁	粘膜性出血, 浮腫, びらん, 回盲弁上の潰瘍	便培養, 鶏肉の摂取
サルモネラ腸炎	終末回腸, S状結腸〜上行結腸 (直腸はまれ)	浮腫, 粘膜内出血, びらん, 潰瘍	便培養, 鶏卵の摂取
細菌性赤痢	直腸〜深部大腸	びらん, 潰瘍	便培養, 海外渡航歴
アメーバ性大腸炎	直腸, 盲腸	タコイボ様所見, 周囲に紅暈を伴うびらん・潰瘍	鏡検, 生検, 血清抗体, 糞便検査
サイトメガロウイルス腸炎	全大腸, 終末回腸	打ち抜き潰瘍, 不整形潰瘍, 縦走・帯状潰瘍	抗原血症検査, 生検で封入体, PCR法
偽膜性腸炎	直腸, 全大腸	黄白色の半球状隆起	便中トキシン, 便嫌気培養
抗生物質起因性出血性大腸炎	S状結腸〜上行結腸 (直腸はまれ)	鮮紅色粘膜, びらん潰瘍は少ない	抗生物質服用歴, 便培養
憩室性大腸炎	S状結腸 (直腸は正常)	顆粒状発赤, 浮腫, びらん, アフタ, 直腸粘膜が正常	生検で慢性炎症, 直腸粘膜は正常
放射線性腸炎	直腸	毛細血管拡張, 浮腫, 易出血性, 潰瘍, 狭窄	放射線照射の既往
MEFV遺伝子関連腸炎	S状結腸〜盲腸 (直腸は正常)	潰瘍性大腸炎様の粘膜所見, 連続性病変, 狭窄	MEFV遺伝子解析

本である 図6-4. 治療ゴールは臨床的寛解のみならず内視鏡的寛解いわゆる粘膜治癒の達成である. 昨今では組織学的寛解が注目されており, 将来的に治療目標の1つとされる可能性がある. 慢性疾患において, 治療目標を設定しその達成の有無により治療を強化していくという考え方, Treat to Target ストラテジーが提唱されている. しかし, 私を含めて医療者サイドは, 臨床症状, 血液検査所見, 内視鏡所見などを治療目標に据えることが一般的と考えるが, 患者サイドの治療目標としては, 電車に乗りたい, 長時間ドライブしたい, 旅行したいなど QOL に深く関連することが多いように感じる. 常に患者に寄り添った医療を提供できるように心がけたい.

A) 直腸炎型

　メサラジンの局所製剤 (坐剤, 注腸) が第1選択薬であるが, 局所製剤のアドヒアランスが低い患者に対してはpH依存型メサラジン経口剤, 特にリアルダ®錠が有効である. 直腸炎型であっても5年で20％, 10年で30〜40％が口側へ病変進展するが, 局所製剤に経口メサラジンを併用することで口側への進展を抑止するため, 必要に応じて経口製剤を併用する. メサラジンで十分な効果が得られない場合には,

令和4年度潰瘍性大腸炎治療指針 (内科)

*：現在保険適用には含まれていない　　**：それぞれ同じ治療法で寛解導入した場合に維持療法として継続投与する

5-ASA経口剤(ペンタサ®顆粒/錠,アサコール®錠,サラゾピリン®錠,リアルダ®錠),5-ASA注腸剤(ペンタサ®注腸),5-ASA坐剤(ペンタサ®坐剤,サラゾピリン®坐剤)

ステロイド注腸剤(プレドネマ®注腸,ステロネマ®注腸),ブデソニド注腸フォーム剤(レクタブル®注腸フォーム),ステロイド坐剤(リンデロン®坐剤)

※(治療原則)内科治療への反応性や薬物による副作用あるいは合併症などに注意し,必要に応じて専門家の意見を聞き,外科治療のタイミングなどを誤らないようにする.薬用量や治療の使い分け,小児や外科治療など詳細は本文を参照のこと.

寛解導入療法

		軽 症	中等症	重 症	劇 症
左側大腸炎型 全大腸炎型		経口剤：5-ASA製剤 注腸剤：5-ASA注腸, ステロイド注腸 フォーム剤：ブデソニド注腸フォーム剤 ※直腸部に炎症を有する場合はペンタサ®坐剤が有用		ステロイド大量静注療法 ※改善なければ劇症またはステロイド抵抗例の治療を行う ※状態により手術適応の検討	緊急手術の適応を検討 ※外科医と連携のもと,状況が許せば以下の治療を試みてもよい ・ステロイド大量静注療法 ・タクロリムス経口 ・シクロスポリン持続静注療法* ・インフリキシマブ ※上記で改善なければ手術
			ステロイド経口 (5-ASA不応・炎症反応強い場合) ※ステロイド経口で改善なければ重症またはステロイド抵抗例の治療を行う カロテグラストメチル (5-ASA不応・不耐例)		
直腸炎型		経口剤：5-ASA製剤 坐　剤：5-ASA坐剤, ステロイド坐剤 注腸剤：5-ASA注腸, ステロイド注腸 フォーム剤：ブデソニド注腸フォーム剤		※安易なステロイド全身投与は避ける	

	ステロイド依存例	ステロイド抵抗例(中等症・重症)
難治例	アザチオプリン・6-MP* ※上記で改善しない場合：血球成分除去療法・タクロリムス経口・インフリキシマブ・アダリムマブ・ゴリムマブ・トファシチニブ・フィルゴチニブ・ウパダシチニブ・ベドリズマブ・ウステキヌマブ点滴静注(初回のみ)を考慮 ※トファシチニブ・ウパダシチニブはチオプリン製剤との併用をしないこと	血球成分除去療法・タクロリムス経口・インフリキシマブ・アダリムマブ・ゴリムマブ・トファシチニブ・フィルゴチニブ・ウパダシチニブ・ベドリズマブ・ウステキヌマブ点滴静注(初回のみ) シクロスポリン持続静注療法*(重症・劇症のみ) ※重症例の中でも臨床症状や炎症反応が強い場合,経口摂取不可能な劇症に近い症例ではインフリキシマブ,タクロリムス経口投与,シクロスポリン持続静注*の選択を優先的に考慮 ※改善がなければ手術を考慮

寛解維持療法

	非難治例	難治例
	5-ASA製剤(経口剤・注腸剤・坐剤)	5-ASA製剤(経口剤・注腸剤・坐剤)・アザチオプリン・6-MP*・血球成分除去療法**・インフリキシマブ**・アダリムマブ**・ゴリムマブ**・トファシチニブ**・フィルゴチニブ**・ウパダシチニブ**・ベドリズマブ**・ウステキヌマブ皮下注射**

図6-2 潰瘍性大腸炎治療指針

(厚生労働省科学研究費補助金　難治性疾患政策研究事業「難治性炎症性腸管障害に関する調査研究」(久松班)令和4年度分担研究報告書.潰瘍性大腸炎・クローン病診断基準・治療指針　令和4年度改訂版(令和5年3月).p.16)

JCOPY 498-14054

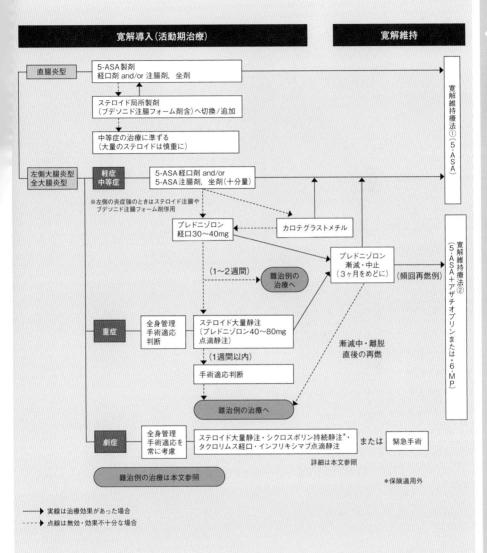

図6-3 潰瘍性大腸炎治療フローチャート

(厚生労働省科学研究費補助金　難治性疾患政策研究事業「難治性炎症性腸管障害に関する調査研究」
(久松班) 令和4年度分担研究報告書. 潰瘍性大腸炎・クローン病診断基準・治療指針　令和4年度改訂
版 (令和5年3月). p.17)

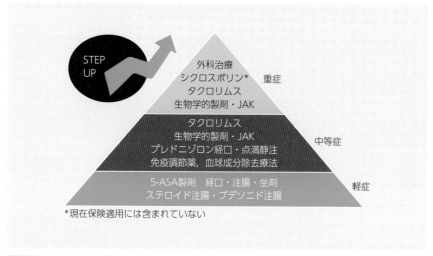

図6-4 潰瘍性大腸炎治療のピラミッド

ステロイド局所製剤を短期間使用する。ステロイドの局所製剤でも効果が得られない場合には、経口ステロイド剤やペンタサ®注腸とステロネマ®注腸の混合注腸も有効な一手となることがある。

B) 左側大腸炎型・全大腸炎型

1) 軽症

　メサラジンの初期導入量は高用量、可能であれば最大量で導入する。ペンタサ®顆粒 / 錠、アサコール®錠、リアルダ®錠、サラゾピリン®錠いずれかを経口投与する。ペンタサ®注腸やペンタサ®坐剤を併用すると効果の増強が期待できる。左側大腸の炎症が強い場合はステロイド注腸やブデソニド注腸フォーム剤の併用が有効な場合がある。2週間以内に明らかな改善があれば引き続きこの治療を続け、可能ならばステロイド注腸やブデソニド注腸フォーム剤は中止または漸減離脱する。寛解導入後は後述の寛解維持療法を行う。服薬遵守がなされているにもかかわらず、改善がなければ以上に加えてプレドニゾロン経口投与の治療を行う。

2) 中等症

　基本的には軽症に準じてよいが、炎症や症状が強い場合は、軽症の治療に加えてプレドニゾロン1日30〜40mgの経口投与を初期より行ってもよい。これで明らかな効果が得られたら、20mgまで漸次減量し、以後は2週間毎に5mg程度ずつ減量する。原則として投与後3カ月をめどにプレドニゾロンから離脱するようにする。その後は軽症に準じて治療継続を原則とする。プレドニゾロンの減量に伴って増悪

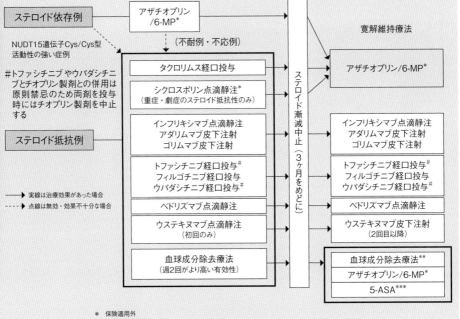

これらのオプションの複数使用は，感染症や合併症を慎重に判断し（専門家の意見を聞く），外科治療も考慮する

図6-5 潰瘍性大腸炎難治例の治療

(厚生労働省科学研究費補助金　難治性疾患政策研究事業　「難治性炎症性腸管障害に関する調査研究」(久松班) 令和4年度分担研究報告書. 潰瘍性大腸炎・クローン病診断基準・治療指針　令和4年度改訂版 (令和5年3月). p.18)

または再燃が起こり離脱も困難な場合（ステロイド依存例）は，ステロイド依存例の治療を行う．プレドニゾロンの経口投与を行っても，1〜2週間以内に明らかな効果が認められない時は，ステロイド抵抗例の治療を行う 図6-5 ．

3) 重症

　入院のうえ全身状態の改善に対する治療を行う．常に外科治療の適応に注意し，必要に応じて外科医と連携して治療に当たる．緊急手術へ移行する可能性もあるので，必要に応じて専門施設への転院も考慮に入れる．

　薬物療法としては，当初よりプレドニゾロン1日40〜80mg（成人においては1

〜1.5mg/kg を目安とし，最大で1日80mg程度）の点滴静注を追加する．これで明らかな効果が得られたら，プレドニゾロンを40mgまで漸次減量し，その後は1〜2週間毎を目安とし30mg, 20mgと病態に応じて減量し，投与後3カ月をめどに離脱するようにする．前述の治療を行っても1週間程度で明らかな改善が得られない場合（ステロイド抵抗例）は，血球成分除去療法，シクロスポリン（サンディミュン®）持続静注療法（潰瘍性大腸炎では保険適用外），タクロリムス（プログラフ®）経口投与，インフリキシマブ（レミケード®）点滴静注，アダリムマブ（ヒュミラ®）皮下注射，ゴリムマブ（シンポニー®）皮下注射，トファシチニブ（ゼルヤンツ®）経口投与，フィルゴチニブ（ジセレカ®）経口投与，ウパダシチニブ（リンヴォック®）経口投与，ベドリズマブ（エンタイビオ®）点滴静注，ウステキヌマブ（ステラーラ®）点滴静注，ミリキズマブ（オンボー®）点滴静注のいずれかの治療法を行う．なお，これらの選択肢のうち1つの治療法で効果が不十分な場合に安易に次々と別の治療法を試すことは慎重であるべきである．以上の治療でも明らかな改善が得られない，または改善が期待できない時は，すみやかに手術を考慮する．

4. 薬の選び方・使い方

A) メサラジン 表6-3

　メサラジンは体内に吸収されて効果を発揮するのではなく，塗り薬のように腸管粘膜に直接作用して炎症を抑える薬剤である．メサラジンをそのまま服用すると胃，上部小腸で多くが吸収されてしまうため，経口剤では病変のある大腸にまで薬剤を到達させるためのさまざまな工夫がされている．サラゾピリン®は腸内細菌によりスルファピリジンと5-ASAに分解され，大腸内で作用する．分解時の副産物であるスルファピリジンが副作用の原因とされ，そのため5-ASAだけを成分としたメサラジン製剤が開発された．ペンタサ®は，5-ASAを腸溶性のエチルセルロースの多孔性被膜でコーティングすることで，小腸から大腸までの広い範囲で放出されるように調節されている．2015年よりペンタサ顆粒94％が承認され，1回用量をワンスティック（メサラジンとして最高2,000mgまで）で服用することが可能となり，患者のアドヒアランス向上に寄与している．アサコール®錠は，回腸末端から5-ASAを放出するpH依存型放出調節製剤である．pH依存型の放出制御特性を持つコーティングが施されており，このコーティングはpH 7以上で崩壊する高分子ポリマーからなり，より下部の消化管（回腸末端〜大腸）に到達してから5-ASAが放出される．リアルダ®錠はアサコール®錠と同様にpH応答性コーティングを有しており，内包されているメサラジンは親水性基剤と親油性基剤が混合された構造

JCOPY 498-14054

表6-3 メサラジン製剤各種

製剤名	ペンタサ	アサコール	リアルダ	サラゾピリン
放出特性	時間依存	pH 依存	pH 依存	腸内細菌
剤形	錠剤 (250mg・500mg) 顆粒 (250mg・500mg・1000mg・2000mg)	400mg 錠	1200mg 錠	500mg 錠
ジェネリック	錠剤・顆粒	あり	なし	あり
用量　通常	2250mg	2400mg	2400mg	2〜4g
活動期	4000mg	3600mg	4800mg	8g (3 週間)
用法	1日2〜3回 ※寛解期は 1日1回も可	1日3回 ※寛解期は 1日1回も可	1日1回	1日4〜6回

(17 × 7.2mm)　　(14.7 × 5.9mm)　　(20.7 × 9.7mm)　　(17.7 × 7.5mm)

になっている．親水基剤がゲル化することにより膨潤し，メサラジンの放出は緩徐となり，親油基剤により腸液の浸入を抑制することから直腸までさらにメサラジンを持続的に放出できるという Multi Matrix System (MMX) を有する．

　左側大腸炎型や遠位大腸に優位に活動性の炎症がみられる全大腸炎型では，腸管内の滞留性のよい pH 依存型が望ましい．一方，7, 8 回 / 日以上の水溶性下痢を認める患者に対してはペンタサ®が望ましい．胃から直腸までの腸管内の pH の推移を検討した研究では，4 人に 1 人は回腸末端で腸管内 pH が 7 を達成できない可能性がある[2]．また，「下痢あり」と「下痢なし」の 2 群間において，薬剤の大腸通過時間と便中メサラジン濃度を解析し，さらに大腸通過時間と便中メサラジン濃度の相関関係を検討した海外の研究では，3 種類の pH 依存型メサラジンとサラゾピリン®は，下痢あり群で有意に便中メサラジン濃度が低く，大腸通過時間が長時間であれば便中メサラジン濃度も高値となる正の相関が得られた．しかし，ペンタサ®だけは下痢の有無で便中メサラジン濃度に有意差はみられず，大腸通過時間と便中メサラジン濃度正の相関がみられなかった[3]．すなわち，ペンタサ®は pH 依存型メサラジンやサラゾピリン®と比較すると，下痢症状がある場合にはより効果が得られやすいと考えられる．したがって下痢回数が多い患者に対してはペンタサ®の導入や同製剤へのスイッチが有効である場合がある．

◆　ペンタサ®内服

　　【活動期（上限量）】4000mg/ 日　分 2

　　【寛解期（上限量）】2250mg/ 日　分 1 ～ 3

◆　アサコール®内服

　　【活動期（上限量）】3600mg/ 日　分 3

　　【寛解期（上限量）】2400mg/ 日　分 1 ～ 3

◆　リアルダ®内服

　　【活動期（上限量）】4800mg/ 日　分 1

　　【寛解期（上限量）】2400mg/ 日　分 1

◆　サラゾピリン®内服

　　【活動期（上限量）】8g/ 日　分 4

　　【寛解期（上限量）】4g/ 日　分 4

B）ステロイド剤経口もしくは点滴静注

　副腎皮質ステロイド単独での寛解導入効果については，欧米で 1960 年代からランダム化比較試験が行われ，メタ解析でもプラセボに対して寛解導入効果が示されている[4]．クローン病と同様に副腎皮質ステロイドには寛解維持効果がない．

　ステロイドの副作用として，白内障，緑内障，副腎皮質機能不全，易感染性，耐糖能低下，創傷治癒遅延，骨粗鬆症などが報告されている．したがって，むやみな長期投与や高用量投与は避けるべきである．寛解導入に用いる場合にも，効果判定後には漸減中止することが必要であるが，漸減法については明確なエビデンスがないものの，ECCO guideline/consensus では，ステロイド投与開始後，3 カ月以内にプレドニゾロン換算で 10mg/ 日以下にすることが推奨されている[5]．ステロイド投与のポイントは十分な初期投与量ならびにより短い投与期間である．局所作用型ステロイドであるブデソニドを有効成分とする経口ブデソニド製剤（コレチメント®）が 2023 年 9 月に発売された．活動期潰瘍性大腸炎（重症を除く）を効能・効果とし，9mg を 1 日 1 回朝経口投与する．MMX（multi-matrix system）技術を用いた DDS 製剤で，患部である大腸でブデソニドを長くかつ広範囲に放出するように設計されている．日本人健康成人男性に本剤 9mg を単回経口投与したとき，ブデソニドの最高血中濃度到達時間（Tmax）は投与後 14.8 時間であった（健康成人にプレドニゾン 0.8mg/kg を単回経口投与したときのプレドニゾンの Tmax は 1.3 時間）．

JCOPY 498-14054

中等症

◆ プレドニゾロン (プレドニン®) 内服　　30 〜 40mg/ 日　分 1 〜 2

◆ ブデソニド (コレチメント®)　　内服　　　　　9mg/ 日　分 1

重症

◆ プレドニゾロン (プレドニン®) 点滴静注
　　　　　　　　1 〜 1.5mg/kg/ 日 (最大で 80mg/ 日程度)　分 1 〜 2

C) 生物学的製剤および JAK 阻害薬

　抗 TNFα 抗体製剤や抗 IL-12/23p40 抗体製剤などの生物学的製剤や低分子化合物であるヤヌスキナーゼ阻害薬 (JAK) の使い分けや選択の基準については定まっていない. 筆者ははじめに潰瘍性大腸炎の疾患活動性で判断する. すなわち活動性が重症である症例や入院症例に対してはインフリキシマブやトファシチニブを優先順位上位に位置付ける. 疾患活動性が中等症である場合には, 共同意思決定 (shared decision making: SDM) を用いて薬剤選択を患者と一緒に考える. この際, 自作の 表6-4 を参照しながら説明を行い, 即答を避けいったん持ち帰って検討いただくようにしている. 患者参加型医療は, 患者の経験価値・満足度, 治療遵守度, 治療成績を向上させるだけでなく, 患者・医療者間の信頼関係の強化, 医療者の職務満足度の向上にもつながることが期待されている[6].

インフリキシマブ

　インフリキシマブはキメラ型抗体製剤であり, マウス由来の成分が含まれており, 中和抗体が産生されやすい. そのため免疫調節薬の併用は中和抗体産生の軽減につながり, 治療効果の向上と投与時反応の軽減に寄与する. したがって, 同薬を導入する場合には免疫調節薬の併用を勧めているが, 潰瘍性大腸炎ではクローン病ほど併用療法の有効性が示されておらず, 欧米のガイドラインでもクローン病ほど強く推奨されていない. 筆者は前投薬投与を行っていないが, 点滴の中断を要するような infusion reaction 既往がある患者に対しては, インフリキシマブ投与前 3 〜 5 日間抗ヒスタミン剤を投薬している.

◆ インフリキシマブ (レミケード®, インフリキシマブ BS®) 点滴静注
　(導入量) 1 回量 5mg/kg・初回, 2 週後, 6 週後,
　(維持量) 1 回量 5mg/kg・8 週間隔

　体重 1kg 当たり 5mg を 1 回の投与量とし点滴静注する. 初回投与後, 2 週, 6 週に投与し, 以後 8 週間の間隔で投与を行う. infusion reaction に注意しながら 1 〜 2 時間かけて点滴静注する.

表6-4 潰瘍性大腸炎 生物学的製剤・JAK 一覧

	レミケード （インフリキシマブ）	ヒュミラ （アダリムマブ）	シンポニー （ゴリムマブ）	エンタイビオ （ベドリズマブ）
作用機序		抗 TNFα 抗体		抗インテグリン抗体
抗体構造	キメラ抗体 （ヒト 75%）	完全ヒト型抗体 （ヒト 100%）	完全ヒト型抗体 （ヒト 100%）	ヒト化抗体 （ヒト＞90%）
投与方法	点滴（2 時間）	皮下注	皮下注	点滴（30 分）/ 皮下注
導入間隔	0-2-6 週	2 週	0-2 週	0-2-6 週
維持投与間隔	8 週	2 週（1 週・倍量可）	4 週	8 週 /2 週
投与場所	病院	自宅	自宅	病院
効果発現・速さ	＞＞＞	＞	＞＞	＞
Infusion reaction	あり	ほぼない	ほぼない	少ない
免疫調節薬併用	推奨	不要	不要	不要
注意すべき副作用		逆説的反応・乾癬，薬剤性ループス		特になし
禁忌事項（重篤な感染症，活動性結核は共通）		脱髄疾患，うっ血性心不全		「重篤な感染症，活動性結核」は禁忌項目にない
腸管外合併症	○	○	○	△
高齢者	○	○	○	◎
がん既往・担癌	△	△	△	○
不活化・生ワクチン	可・不可	可・不可	可・不可	可・可
妊娠・出産	可	可	可	可
国内承認	2010 年	2013 年	2017 年	2018 年

アダリムマブ

　アダリムマブはクローン病や腸管型ベーチェット病をはじめ，腸管外合併症としてときに IBD に併発する強直性脊椎炎や壊疽性膿皮症など幅広い適応症に対する承認を取得している．さらに抗 TNFα 抗体製剤の中でインフリキシマブとアダリムマブはバイオシミラーが存在する．ヒュミラ®は 2021 年 9 月に成人の潰瘍性大腸炎に対して，倍量および期間短縮投与が可能となった．

◆ アダリムマブ（ヒュミラ®，アダリムマブ BS®）皮下注
　　（導入量）1 回量 160mg/body・初回，80mg/body・2 週間後，
　　（維持量）1 回量　40mg/body・2 週間隔

　初回に 160mg を，初回投与 2 週間後に 80mg を皮下注射する．初回投与 4 週間後以降は，40mg を 2 週に 1 回，皮下注射する．なお，初回投与 4 週間後以降は，患者

ステラーラ（ウステキヌマブ）	オンボー（ミリキズマブ）	ゼルヤンツ（トファシチニブ）	ジセレカ（フィルゴチニブ）	リンヴォック（ウパダシチニブ）
抗 IL-12/23 抗体	抗 IL-23 抗体	JAK	JAK	JAK
完全ヒト型抗体（ヒト 100%）	ヒト化抗体（ヒト＞90%）	低分子化合物	低分子化合物	低分子化合物
初回点滴・皮下注	3 回点滴・皮下注	内服	内服	内服
0-8 週	0-4-8 週	8 週・1 日 2 回	1 日 1 回	8 週・1 日 1 回
12 週（8 週可）	4 週	1 日 2 回	1 日 1 回	1 日 1 回
病院	病院	自宅	自宅	自宅
＞	＞	＞＞＞	＞＞＞	＞＞＞
ほぼない	ほぼない	該当せず	該当せず	該当せず
不要	不要	併用不可	可能	併用不可
特になし	特になし	帯状疱疹・高 LDL 血症・静脈血栓症	帯状疱疹 0.2%・精子形成障害の可能性	帯状疱疹・CK 上昇
		Hb<8g/dL, 好中球またはリンパ球が<500	Hb<8g/dL, 好中球<1000, リンパ球<500	Hb<8g/dL, 好中球<1000, リンパ数<500
○	○	○	○	○
◎	◎	△	○	△
○〜△	○〜△	△	△	△
可・不可	可・不可	可・不可	可・不可	可・不可
可	可	禁忌	禁忌	禁忌
2020 年	2023 年	2018 年	2022 年	2022 年

の状態に応じて 40mg を毎週 1 回または 80mg を 2 週に 1 回，皮下注射することもできる．

ゴリムマブ

アダリムマブと同じ完全ヒト型抗 TNF α 抗体製剤であり，いずれも皮下注射製剤である．これら 2 剤の違いは，投与間隔が異なることと適応疾患が異なることである．本邦では，ゴリムマブは潰瘍性大腸炎と関節リウマチのみが適応疾患とされている．インフリキシマブより免疫原性の低いアダリムマブやゴリムマブでは免疫調節薬の併用療法の上乗せ効果は示されていない．さらにゴリムマブはトランスジェニック法により作成された完全ヒト型抗体であるため，免疫原性はより低いとされる．

◆ ゴリムマブ (シンポニー®) 皮下注
   (導入量) 1 回量 200mg/body・初回, 100mg/body・2 週間後,
   (維持量) 1 回量 100mg/body・4 週間隔

   初回投与時に 200mg, 初回投与 2 週後に 100mg を皮下注射する. 初回投与 6 週目
   以降は 100mg を 4 週に 1 回, 皮下注射する.

ウステキヌマブ

　IBD の病態に関与していると考えられている IL-12, IL-23 の共通構成タンパク
である p40 に対する抗体製剤であり, IL-12, IL-23 の作用を阻害することにより炎
症を抑制する. 2017 年にクローン病, 2020 年に潰瘍性大腸炎に対して保険適用が得
られている. 同じ免疫疾患である乾癬では初回より皮下注射製剤が使用されるが,
IBD では初回投与を点滴静注で行い, 維持療法として皮下注射が使用される. 寛
解導入後 2 投目が 8 週間後であり, 維持投与間隔が通常 12 週であることから利便
性にすぐれており, 安全性においてはベドリズマブに次いで評価されている[7]. 利
便性と安全性のバランスのとれた生物学的製剤である. 筆者は 8 週間隔で維持投与
を行い, 可能であれば粘膜治癒を確認の後に 12 週間隔としている.

◆ ウステキヌマブ (ステラーラ®)
   (導入量) 1 回量 260mg or 390mg or 520mg/body・点滴静注・初回,
   (維持量) 1 回量　90mg/body・皮下注・8 週後, 以降 12 週間隔

   導入療法の初回に, 患者体重に応じて以下に示す用量を単回点滴静注する.
   (55kg 以下 260mg, 55kg を超える 85kg 以下 390mg, 85kg を超える 520mg)
   8 週後に 90mg を皮下投与し, 以降は 12 週間隔で 90mg を皮下投与する. なお, 効
   果が減弱した場合には, 投与間隔を 8 週間に短縮できる.

ベドリズマブ

　ベドリズマブは腸管に選択的に作用するヒト化抗ヒト $\alpha 4 \beta 7$ インテグリンモノ
クローナル抗体であり, $\alpha 4 \beta 7$ インテグリンと MAdCAM-1 が接着することを阻
害し, T リンパ球が腸管へ移動することを抑制し炎症を軽減させる. 2018 年に潰瘍
性大腸炎, 2019 年にクローン病に対して保険適用が得られている. 腸管選択性の薬
剤ゆえに安全性においてもっともすぐれている[7]. 中等症から重症の潰瘍性大腸炎
を対象としたベドリズマブ (VED) とアダリムマブ (ADA) の head-to-head のラ
ンダム化比較試験 (VARSITY 試験) では, 52 週目の寛解率は VED 群で有意に高
いが, 一方でステロイドフリー寛解率は, 有意差はないが ADA 群で高い傾向が認

められている[8].　腸管外合併症を有する場合には優先順位を下げている.

◆　ベドリズマブ (エンタイビオ®)
　　(導入量) 1 回量 300mg/body・点滴静注・初回, 2 週後, 6 週後,
　　(維持量) 1 回量 300mg/body・点滴静注・8 週間隔, もしくは
　　　　　　 1 回量 108mg/body・皮下注・2 週間隔

　1 回 300mg を点滴静注する. 初回投与後, 2 週, 6 週に投与し, 以降 8 週間隔で点滴静注する. 点滴静注製剤を 2 回以上投与し治療反応が認められた場合に, 点滴静注製剤の次の投与予定日から皮下注射製剤に切り替えることができる.

トファシチニブ

　経口低分子ヤヌスキナーゼ (JAK) 阻害薬であるトファシチニブは, 既存治療で効果不十分な中等症から重症の潰瘍性大腸炎の寛解導入および維持療法として 2018 年に保険承認された. トファシチニブは, JAK1, JAK2, JAK3 を主に阻害し, TYK2 も軽度に阻害することから pan-JAK と呼ばれている. 日本人を含めたアジア人においては帯状疱疹の発現率が数%と高い. 高齢者においては静脈血栓塞栓症の発生に注意が必要であり, 場合によっては D ダイマーの測定を行う必要がある. 筆者は JAK 阻害薬導入の際に, コントロールとして D ダイマーの測定を行っている. 問題なければその後の測定フォローは行っていない. JAK 阻害薬が抗腫瘍および抗ウイルス作用をもつ NK (natural killer) 細胞の活性化を低下させることから[9], 発がんリスクの懸念があるが, 潰瘍性大腸炎に対するトファシチニブの 4 年間の追跡データでは悪性腫瘍のリスクを認めていない[10]. 内服薬であるため利便性にすぐれているが, ヘモグロビン値が 8g/dL 未満の患者や妊婦には禁忌となるなど生物学的製剤では該当しない複数の禁忌項目があるため処方の際には注意を要する.

　FDA (アメリカ食品医薬品局) は, 1 種類以上の抗 TNFα抗体製剤の効果不十分例もしくは不耐例に対してトファシチニブを使用することを推奨している. また, 欧州医薬品庁 (EMA) は, 65 歳以上の患者, 喫煙中または喫煙歴のある患者, 心血管リスクを有する患者, および悪性腫瘍のリスク因子を有する患者に対して, トファシチニブは適切な代替治療法がない場合にのみ使用すると勧告した.

◆ トファシチニブ（ゼルヤンツ®）内服
　（導入量）20mg/日　分2，（維持量）10～20mg/日　分2

導入療法では，通常，成人にトファシチニブとして1回10mgを1日2回8週間経
口投与する．なお，効果不十分な場合はさらに8週間投与することができる．
維持療法では，通常，成人にトファシチニブとして1回5mgを1日2回経口投与す
る．なお，維持療法中に効果が減弱した患者では，1回10mgの1日2回投与に増量
することができる．また，過去の薬物治療において難治性の患者（TNF阻害剤無効例
など）では，1回10mgを1日2回投与することができる．

フィルゴチニブ

　経口低分子ヤヌスキナーゼ阻害薬であるフィルゴチニブは2022年に保険承認さ
れた．JAK1に高い選択性を有することから，帯状疱疹の発現率は0.2％と低い．し
かし，海外第Ⅱ相試験および国際共同第Ⅲ相試験における帯状疱疹の発現率は，全
体集団で1.6/100人年，日本人では2.6/100人年と日本人でやや増加することに注
意が必要である．静脈血栓塞栓症は0.1％未満と低い．他のJAK阻害薬と同様にヘ
モグロビン値が8g/dL未満の患者や妊婦には禁忌となるなど複数の禁忌項目があ
るため処方の際には注意を要する．JAK阻害薬の3剤の中で唯一免疫調節薬との併
用が可能である．JAK阻害薬はいずれも半減期が短いことから，フィルゴチニブを
導入した後で効果不十分と判断されれば，ウパダシチニブやトファシチニブに切り
替えるといったJAKのサイクリング・スイッチングは有効なストラテジーの1つ
と考える．

◆ フィルゴチニブ（ジセレカ®）内服
　（導入量）200mg/日　分1，（維持量）100～200mg/日　分1

通常，成人にはフィルゴチニブとして200mgを1日1回経口投与する．なお，維持
療法では，患者の状態に応じて100mgを1日1回投与できる．

ウパダシチニブ

　経口低分子ヤヌスキナーゼ阻害薬であるウパダシチニブは，2022年に潰瘍性大腸
炎に対する3剤目のJAK阻害薬として保険承認された．帯状疱疹の発現率は数％
とトファシチニブと同様にアジア人で特に高く，生物学的製剤およびJAK阻害薬
3剤の帯状疱疹発症リスクに関するメタ解析では，トファシチニブとウパダシチニ
ブにおいて有意に発症リスクが高いことが報告されている[11]．ちなみに，帯状疱
疹を2回以上発症することは少なく，4％未満といわれている．ウパダシチニブは，

JAK1 のみならず JAK2, JAK3 の阻害作用を示す報告があり，pan-JAK のトファシチニブに近いように思われる．他の JAK 阻害薬と同様にヘモグロビン値が 8g/dL 未満の患者や妊婦には禁忌となるなど複数の禁忌項目があるため処方の際には注意を要する．

FDA（アメリカ食品医薬品局）は，1 種類以上の抗 TNF α 抗体製剤の効果不十分例もしくは不耐例に対してウパダシチニブの使用を推奨している．

◆　ウパダシチニブ（リンヴォック®）内服
　　（導入量）45mg/ 日　分 1，（維持量）15 〜 30mg/ 日　分 1

通常，成人にはウパダシチニブとして 45mg を 1 日 1 回 8 週間経口投与する．なお，効果不十分な場合はさらに 8 週間投与することができる．
維持療法では，通常，成人にはウパダシチニブとして 15mg を 1 日 1 回経口投与する．なお，患者の状態に応じて 30mg を 1 日 1 回投与することができる．

ミリキズマブ

ミリキズマブは，大腸粘膜の炎症に関与するサイトカインである IL-23 を阻害するヒト化 IgG4 モノクローナル抗体である．IL-23 は p19 と p40 という 2 つの部分から構成されているが，ミリキズマブは，そのうち p19 のみに結合し IL-23 を阻害する．IL-23 と IL-23 受容体との相互作用のみを阻害することで炎症性サイトカインの発生を抑えるため，副作用の軽減が期待されている．健康関連 QOL は，「疾患や治療が，患者の主観的健康感や仕事，家事，社会活動にどのようなインパクトを与えているか，これを定量化したもの」と定義されているが，潰瘍性大腸炎患者の健康関連 QOL に及ぼす影響について検討した結果，ミリキズマブは投与 12 週の時点でプラセボと比べて健康関連 QOL を有意に改善し，その効果は 52 週まで持続した[12]．

国際共同試験では，抗ミリキズマブ抗体陽性率は 23.3%（88/378 例）であり，そのうち 93.2%（82/88 例）は中和抗体であった．抗ミリキズマブ抗体陽性例においては，血清中ミリキズマブ濃度が低下し，治療効果が減弱する可能性がある．

◆　ミリキズマブ（オンボー®）
　　（導入量）1 回量 300mg/body・点滴静注・初回，4 週後，8 週後，
　　（維持量）1 回量 200mg/body・皮下注・4 週間隔

通常，成人にはミリキズマブとして，1 回 300mg を 4 週間隔で 3 回（初回，4 週，8 週）点滴静注する．なお，12 週時に効果不十分な場合はさらに 1 回 300mg を 4 週間

隔で3回 (12週, 16週, 20週) 投与することができる.

点滴静注製剤による導入療法終了4週後から, 通常, 成人には1回200mgを4週間隔で皮下投与する. 皮下投与用製剤による維持療法中に効果が減弱した場合には, 1回300mgを4週間隔で3回点滴静注することができる.

カロテグラストメチル

　カロテグラストメチルは低分子化合物であり, 経口投与可能なα4インテグリン阻害薬である. 中等症の潰瘍性大腸炎 (5-アミノサリチル酸製剤による治療で効果不十分な場合に限る) の寛解導入療法として2022年に保険承認された. α4インテグリンは好中球を除く全ての白血球の表面に発現しており, α4β1インテグリンと血管内皮細胞表面に発現している細胞接着分子VCAM-1との結合, そしてα4β7インテグリンと細胞接着分子MAdCAM-1との結合が生体内の炎症反応に重要であることが知られている. カロテグラストメチルが生体内で活性代謝物であるカロテグラストとなり, α4β1インテグリンおよびα4β7インテグリンの両機能を阻害することにより, 炎症性細胞の血管内皮細胞への接着および炎症部位への浸潤を阻害し, 抗炎症作用を発揮する.

　カログラストメチルと同じメカニズムを有するナタリズマブにおいて, 進行性多巣性白質脳症 (PML: progressive multifocal leukoencephalopathy) の発生が報告されている. PMLの発生率は1/100〜1/1000であるが, ナタリズマブの継続投与期間が8カ月未満であればPML発症が1例もないことから, カロテグラストメチルの投与期間は6カ月までとされている. 他の分子標的治療薬や免疫調節薬との併用はできない. カロテグラストメチルの位置付けは, ステロイドの代わりとして用いる.

◆　カロテグラストメチル (カログラ®) 内服
　　2880mg/日 (24錠)　分3・食後

8週間投与しても臨床症状や内視鏡所見などによる改善効果が得られない場合, 本剤の継続の可否も含め, 治療法を再考すること. 本剤のPML発現リスクを低減するため, 投与期間は6カ月までとし, 6カ月以内に寛解に至った場合はその時点で投与を終了すること. また, 本剤による治療を再度行う場合には, 投与終了から8週間以上あけること.

D) 免疫調節薬

　生物学的製剤は従来の製剤に比べて非常に高価であるため, 近年, 医療への生物

表6-5 *NUDT15* 遺伝子多型と 重篤な副作用 (高度白血球減少, 全脱毛) のリスク

NUDT15 遺伝子検査結果	日本人での頻度	通常量で開始した場合の副作用頻度		チオプリン 製剤の開始方法
		急性高度 白血球減少	全脱毛	
Arg/Arg Arg/His	81.1%	稀 (<0.1%)	稀 (<0.1%)	通常量で開始
Arg/Cys	17.8%	低 (<5%)	低 (<5%)	減量して開始
Cys/His	<0.05%	高 (>50%)		
Cys/Cys	1.1%	必発	必発	服用を回避

(厚生労働省科学研究費補助金　難治性疾患政策研究事業「難治性炎症性腸管障害に関する調査研究」
(久松班) 令和４年度分担研究報告書. 潰瘍性大腸炎・クローン病診断基準・治療指針　令和４年度改
訂版 (令和５年３月). p.2)

学的製剤の経済的影響が問題となっている[13]. したがってステロイド依存性の潰瘍性大腸炎症例に対する寛解維持療法においては，生物学的製剤を安易に導入する前にチオプリン製剤をいかにうまく使いこなすかが重要なテーマの１つであると考える. チオプリン製剤は核酸合成阻害効果を有するチオプリン誘導体であり，免疫調節作用を発揮する薬剤である. 日本ではアザチオプリン (AZA: イムラン®, アザニン®) は2006年にステロイド依存性の潰瘍性大腸炎に対して保険適用となったが, 6-メルカプトプリン (6-MP: ロイケリン®) に関しては現在まで日本では潰瘍性大腸炎に対する保険適用はない. 効果発現には２カ月程度を要し，維持用量は，白血球数が3000 ～ 5000/μL, MCV100fL 程度になるように調節している. 当施設のデータでは副作用で中止となった症例は22%であり，そのうち８割は導入から３カ月以内に発生した. さらにチオプリンには発がんリスクも報告されており，当施設のデータにおける発がんリスクは, 12.9/1,000 人年あった[14]. アザチオプリンの服用については nucleoside diphosphate-linked moiety X-type motif 15 (*NUDT15*) 遺伝子多型がその代謝に影響を及ぼすことが報告されている. *NUDT15* はチオプリンの最終代謝酵素であり，その遺伝子多型による機能の変化が服用開始後早期に発現する重度の急性白血球減少と全脱毛に関連することが明らかとなっている. 日本では, 2019年2月より *NUDT15* 遺伝子多型検査が保険承認となっており，初めてチオプリン製剤の投与を考慮する患者に対しては，チオプリン製剤による治療を開始する前に本検査を施行し，*NUDT15* 遺伝子型を確認の上でチオプリン製剤の適応を判断することが推奨されている[15] **表6-5**.

◆ アザチオプリン (イムラン®, アザニン®)　内服　50 ～ 100mg/ 日・分1

◆ 6-MP (ロイケリン®)　　　　　　　　内服　　30〜50mg/日・分1

E) タクロリムス，シクロスポリン

　シクロスポリンは潰瘍性大腸炎に対する保険適用はない．シクロスポリン1日量2〜4mg/kg を24時間持続静注投与で開始し，血中濃度を頻回に測定しながら，200〜400ng/mL 程度を目安として維持するよう投与量を調節する．投与後1週間以内に明らかな改善効果を認めた場合は，最大14日間まで静注を継続する．ステロイド静注に抵抗性を示す重症の急性潰瘍性大腸炎患者を対象としたシクロスポリンとインフリキシマブのランダム化比較研究では無効率に有意差はみられなかった[16]．

　タクロリムスは1日2回経口投与し，血中トラフ濃度をモニタリングしながら投与量を調節する．初期にはタクロリムス1日量として 0.1mg/kg（従来の投与量の倍量）で導入すると早期に有効な血中濃度の立ち上がりが得られるが，高齢者においてはオーバーシュート現象がみられることがあるため従来の投与量で導入する．本剤の経口投与時の吸収は一定しておらず，患者により個人差があり，食事やCYP3A4 あるいは CYP3A5 の活性を阻害する薬剤の影響を受ける．血中濃度の上がりが悪い際には食前投与するなどの工夫が必要である．腎障害や低マグネシウム血症などの副作用に注意する．

◆ シクロスポリン (サンディミュン®) 点滴静注
　　　1日量2〜4mg/kg・24時間持続静注・最大14日間
◆ タクロリムス (プログラフ®) 内服　　1日量0.05mg/kg・分2

通常，成人には，初期にはタクロリムスとして1回0.025mg/kg を1日2回朝食後および夕食後に経口投与する．以後2週間，目標血中トラフ濃度を10〜15ng/mL とし，血中トラフ濃度をモニタリングしながら投与量を調節する．投与開始後2週以降は，目標血中トラフ濃度を5〜10ng/mL とし投与量を調節する．

❗5. 薬剤の副作用，相互作用，合併症，その対策

A) メサラジンアレルギー，不耐

　メサラジンにより発熱，下痢，血便などの症状が悪化し，もともとの疾患の悪化との判別が困難なメサラジン不耐例も存在する．薬物不耐症は，薬物の代謝，排泄，または生物学的利用能（bioavailability）に異常がみられず，体液性または細胞性免

疫機構による免疫反応を介さずに副作用を生じる薬理効果である．一方，薬物アレルギーは，薬理学的薬剤または医薬品添加物に対する免疫学的に媒介される反応であり，感作の期間後に発生し，薬物特異的抗体，感作 T 細胞，またはその両方が関与する．メサラジンアレルギーは，抗原を認識する T 細胞（特に Th1）と抗原間の反応によって炎症が起こるⅣ型アレルギーと考えられる．メサラジン導入後に発熱，腹痛，下痢，血便などの症状をきたした，もしくはこれらの症状が悪化した症例で，かつメサラジン服用中止により速やかに症状が改善した症例はメサラジンアレルギー／不耐と考えられるが，症状からアレルギーと不耐を区別することは困難である．臓器障害を呈する場合には再投与は避けた方がよい．

2014 年から 2020 年の IBD 患者を対象とした自験例では，メサラジンアレルギーの発生頻度は 4.8% であった．薬剤別では，アサコール®が 4.5%，リアルダ®が 8.4%，ペンタサ®が 3.5%，サラゾピリン®が 3.4% であった．しかし，メサラジンアレルギー患者は経年的に増加しており，2018 年から 2020 年では 19% であった．内服開始からアレルギー発症までの期間は，初回発作が約 10 日，2 回目以降の発作が約 2 日であり，休薬後は 1 〜 2 日で症状が軽快した．臨床症状においては，発熱（38℃以上）93%，下痢 26%，腹痛 23%，血便 12% がみられ，アレルギー発症時の CRP は平均 5.1mg/dL（中央値 3.2mg/dL）と高く，好酸球は平均 1.9% と上昇しない．局所製剤でもアレルギーを発症することがあるため注意が必要である[17]．

メサラジンアレルギーを疑う場合には，被疑薬を速やかに中止する．症状軽快後メサラジン治療を検討する場合には，リンパ球刺激試験（DLST: drug-induced lymphocyte stimulation test）を行う．メサラジン製剤は 4 種類あるため採血量が多くなることを事前に患者に伝えておくと良い．ステロイド剤が併用されている場合 DLST は陰性になりやすいため，ステロイド投与中止後の採血が望ましい．さらに DLST は感度が低いことにも注意が必要である．

アレルギーはメサラジンの薬剤成分自体でアレルギーが出ている場合と基剤（製造に際して使われる賦形剤）に対してアレルギーが出る場合の 2 つに分けられる．被疑薬および DLST 陽性の薬剤が 2 種類以上ある場合には前者と考えられる．アレルギー症状が軽症であれば，① DLST 陰性の薬剤を投与（ただし，被疑薬および DLST 陽性の薬剤が 2 種類以上ある場合には②へ），②サラゾピリン®を投与（DLST 陰性であれば），③脱感作療法，を行っている．自施設のデータでは，服薬成功率は，① 11%，② 60%，③ 90% であった．

B) 免疫調節薬による副作用，合併症

AZA，6-MP によるリンパ腫発症については，4 倍程度のリスク上昇が報告されているが，服薬中止によりリスクは減少する[18]．また，非メラノーマ皮膚癌のリ

スクを高める[19]．一方，日本の全国的な行政データベースのデータを使用した報告では，AZA，6-MP によるリンパ腫発症の明らかなリスク上昇は認められてはいないが，非メラノーマ皮膚癌のリスクを高めることから[20]，人種差の影響が示唆される．AZA，6MP の重要な副作用としては骨髄抑制があげられるが，好中球が 1,000/μL を切るような重篤な骨髄抑制は 1%程度とされる[21]．近年，*NUDT15* の遺伝子多型がチオプリン製剤の代謝に影響を及ぼすことが報告された．この遺伝子多型は東アジアで多く認められ，システインホモ（Cys/Cys）では，急激な白血球減少や全脱毛が生じることが報告されている．

　日本人の AZA 初期投与量は 25 〜 50mg であり，50mg で効果が認められる場合が多い．その理由として，日本人では欧米人に比べ，TPMT 活性が低いことがあげられる．AZA ではイミダゾール環が結合しているために，消化器関連の副作用が出現する場合がある．この場合は 6-MP に変更することで，投与が継続可能となる場合もある．また，肝機能障害，発熱，発疹，関節痛なども認められるが，投与量とは関係なく薬物中止によりその症状が消失する．膵炎は AZA および 6-MP で治療された患者の 1.3 〜 3.3%で認められ，投与量に非依存的であり，治療開始 3 〜 4 週間以内に生じる．

　最近では，チオプリンの減量を目的としてチオプリン製剤にアロプリノールを併用する方法が行われている．キサンチンオキシダーゼ阻害薬のアロプリノールと併用すると，アザチオプリンの代謝が阻害され血中濃度が極度に上昇することが知られている．チオプリン製剤不耐症例に対してアロプリノールを併用することにより，チオプリン製剤を元の量の 25%までの減量を可能とし，アロプリノール導入前にみられた副作用が著明に改善することが報告されている[22]．アロプリノールと同じ尿酸生成阻害薬であるフェブキソスタット（フェブリク®）は，チオプリン製剤との併用は禁忌とされていることに留意しなければならない．

C) B 型肝炎ウイルス感染者

　B 型肝炎ウイルス（HBV）感染者（キャリアおよび既往感染者）に対し各種の免疫を抑制する治療を行う場合，HBV の再活性化による B 型肝炎を発症する可能性が考慮される．このため免疫を抑制する薬剤の使用に際しては，全例に対して HBs 抗原検査を行う．HBs 抗原陰性者に対してはさらに HBc 抗体および HBs 抗体検査を行う 図6-6 [23]．核酸アナログ投与の必要性や対処の詳細に関しては，日本肝臓学会編集「B 型肝炎治療ガイドライン（第 4 版）」[24]を参考にされたい．ウイルス保有患者については同ガイドラインに準じた医療的対応が必要である．なお，HBV 感染の検査項目と感染状態の関係性について 表6-6 [25]に示す．

JCOPY 498-14054

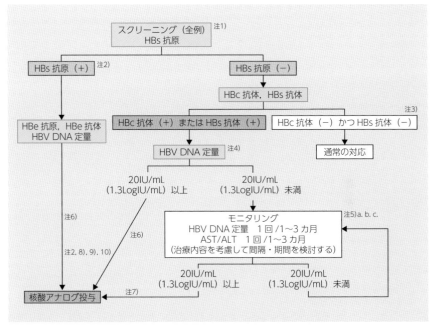

図6-6 免疫抑制・化学療法により発症する B 型肝炎対策ガイドライン

補足：血液悪性疾患に対する強力な化学療法中あるいは終了後に，HBs 抗原陽性あるいは HBs 抗原陰性例の一部において HBV 再活性化により B 型肝炎が発症し，その中には劇症化する症例があり，注意が必要である．また，血液悪性疾患または固形癌に対する通常の化学療法およびリウマチ性疾患・膠原病などの自己免疫疾患に対する免疫抑制療法においても HBV 再活性化のリスクを考慮して対応する必要がある．通常の化学療法および免疫抑制療法においては，HBV 再活性化，肝炎の発症，劇症化の頻度は明らかでなく，ガイドラインに関するエビデンスは十分ではない．また，核酸アナログ投与による劇症化予防効果を完全に保証するものではない．

注 1) 免疫抑制・化学療法前に，HBV キャリアおよび既往感染者をスクリーニングする．HBs 抗原，HBc 抗体および HBs 抗体を測定し，HBs 抗原が陽性のキャリアか，HBs 抗原が陰性で HBs 抗体，HBc 抗体のいずれか，あるいは両者が陽性の既往感染かを判断する．HBs 抗原・HBc 抗体および HBs 抗体の測定は，高感度の測定法を用いて検査することが望ましい．また，HBs 抗体単独陽性（HBs 抗原陰性かつ HBc 抗体陽性）例においても，HBV 再活性化は報告されており，ワクチン接種歴が明らかである場合を除き，ガイドラインに従った対応が望ましい．

注 2) HBs 抗原陽性例は肝臓専門医にコンサルトすること．また，すべての症例において核酸アナログの投与開始ならびに終了にあたって肝臓専門医にコンサルトするのが望ましい．

注 3) 初回化学療法開始時に HBc 抗体，HBs 抗体未測定の再治療例および既に免疫抑制療法が開始されている例では，抗体価が低下している場合があり，HBV DNA 定量検査などによる精査が望ましい．

注 4) 既往感染者の場合は，リアルタイム PCR 法により HBV DNA をスクリーニングする．

注 5)
a. リツキシマブ・オビヌツズマブ（±ステロイド），フルダラビンを用いる化学療法および造血幹細胞移植：既往感染者からの HBV 再活性化の高リスクであり，注意が必要である．治療中および治療終了後少なくとも 12 か月の間，HBV DNA を月 1 回モニタリングする．造血幹細胞移植例は，移植後長期間のモニタリングが必要である．

b. 通常の化学療法および免疫作用を有する分子標的治療薬を併用する場合：頻度は少ないながら，HBV 再活性化のリスクがある．HBV DNA 量のモニタリングは 1 ～ 3 か月ごとを目安とし，治療内容を考慮して間隔および期間を検討する．血液悪性疾患においては慎重な対応が望ましい．

c. 副腎皮質ステロイド薬，免疫抑制薬，免疫抑制作用あるいは免疫修飾作用を有する分子標的治療薬による免疫抑制療法：HBV 再活性化のリスクがある．免疫抑制療法では，治療開始後および治療内容の変更後（中止を含む）少なくとも 6 か月間は，月 1 回の HBV DNA 量のモニタリングが望ましい．なお，6 か月以降は 3 か月ごとの HBV DNA 量測定を推奨するが，治療内容に応じて迅速診断に対応可能な高感度 HBs 抗原測定（感度 0.005 IU/mL）あるいは高感度 HB コア関連抗原測定（感度 2.1 log U/mL）で代用することは可能である．

注 6）免疫抑制・化学療法を開始する前，できるだけ早期に核酸アナログ投与を開始する．ことに，ウイルス量が多い HBs 抗原陽性例においては，核酸アナログ予防投与中であっても劇症肝炎による死亡例が報告されており，免疫抑制・化学療法を開始する前にウイルス量を低下させておくことが望ましい．

注 7）免疫抑制・化学療法中あるいは治療終了後に，HBV DNA 量が 20 IU/mL（1.3 LogIU/mL）以上になった時点で直ちに核酸アナログ投与を開始する（20 IU/mL 未満陽性の場合は，別のポイントでの再検査を推奨する）．また，高感度 HBs 抗原モニタリングにおいて 1 IU/mL 未満陽性（低値陽性）あるいは高感度 HB コア関連抗原陽性の場合は，HBV DNA を追加測定して 20 IU/mL 以上であることを確認した上で核酸アナログ投与を開始する．免疫抑制・化学療法中の場合，免疫抑制薬や免疫抑制作用のある抗腫瘍薬は直ちに投与を中止するのではなく，対応を肝臓専門医と相談する．

注 8）核酸アナログは薬剤耐性の少ない ETV，TDF，TAF の使用を推奨する．

注 9）下記の①か②の条件を満たす場合には核酸アナログ投与の終了が可能であるが，その決定については肝臓専門医と相談した上で行う．
①スクリーニング時に HBs 抗原陽性だった症例では，B 型慢性肝炎における核酸アナログ投与終了基準を満たしていること．②スクリーニング時に HBc 抗体陽性または HBs 抗体陽性だった症例では，(1) 免疫抑制・化学療法終了後，少なくとも 12 か月間は投与を継続すること．(2) この継続期間中に ALT（GPT）が正常化していること（ただし HBV 以外に ALT 異常の原因がある場合は除く）．(3) この継続期間中に HBV DNA が持続陰性化していること．(4) HBs 抗原および HB コア関連抗原も持続陰性化することが望ましい．

注 10）核酸アナログ投与終了後少なくとも 12 か月間は，HBV DNA モニタリングを含めて厳重に経過観察する．経過観察方法は各核酸アナログの使用上の注意に基づく．経過観察中に HBV DNA 量が 20 IU/mL（1.3 LogIU/mL）以上になった時点で直ちに投与を再開する．

日本肝臓学会 肝炎診療ガイドライン作成委員会 編『B 型肝炎治療ガイドライン（第 4 版）』2022 年 6 月，P98-100
https://www.jsh.or.jp/medical/guidelines/jsh_guidelines/hepatitis_b.html（2023 年 9 月参照）

表6-6 HBV 感染の病態別に予想される検査値

	急性肝炎	慢性肝炎	キャリア	回復期	既感染	de novo 肝炎	ワクチン接種
HBs 抗原	(+)	(+)	(+)	(−)	(−)	(+)	(−)
HBs 抗体	(−)	(−)	(−)	(+)	(+)	(−)	(+)
HBc 抗体	(−)	(−)	(−)	(+)	(+)	(+)	(−)
HBe 抗原	(+)	(+)	(+)〜(−)	(+)〜(−)	(−)	(+)	(−)
HBe 抗体	(−)	(−)	(−)〜(+)	(−)〜(+)	(−)	(−)	(−)
HBV DNA 量	(++)	(+)〜(−)	(+)〜(−)	(−)	(−)	(+)〜(++)	(−)
ALT	高値	変動	正常	正常	正常	高値	正常

（江崎伸一. 最新のウイルス感染への対応—ステロイド療法と HBV 再活性化—. 日耳鼻会報. 2020; 123: 1330-2）

JCOPY 498-14054

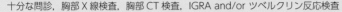

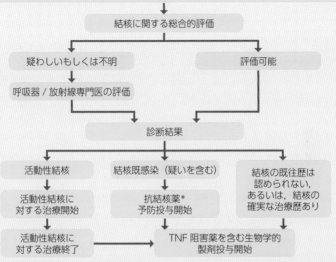

十分な問診，胸部 X 線検査，胸部 CT 検査，IGRA and/or ツベルクリン反応検査

↓

結核に関する総合的評価

疑わしいもしくは不明

呼吸器 / 放射線専門医の評価

評価可能

診断結果

活動性結核

活動性結核に
対する治療開始

活動性結核に
対する治療終了

結核既感染（疑いを含む）

抗結核薬*
予防投与開始

結核の既往歴は
認められない，
あるいは，結核の
確実な治療歴あり

TNF 阻害薬を含む生物学的
製剤投与開始

*: TNF 阻害薬投与に先立つ 3 週間，抗結核薬（INH など）の投与を行い，以後も計 6～9 カ月間並行して投与.

図6-7 生物学的製剤投与時の結核予防対策

（日本呼吸器学会. 炎症性疾患に対する生物学的製剤と呼吸器疾患 診療の手引き（第 2 版）より）
INH: isoniazid

D) 結核

抗 TNF α 抗体製剤治療では結核併発のリスクが報告されている．また，生物学
的製剤投与中に併発する結核症の半分あるいは過半数は肺外結核であり，高熱，胸
痛や腹痛，リンパ節腫脹などの症状や所見に注意を払うべきである．生物学的製剤
または JAK 阻害薬の投与に際しては十分な問診，胸部 CT およびインターフェロ
ン γ 遊離試験を行っている．これらスクリーニング検査で陽性所見が 1 つでもあれ
ば潜在性結核感染（LTBI: latent tuberculosis infection）を疑い，生物学的製剤開
始 3 週間前からイソニアジド（INH，原則 300mg/ 日）を 6 ～ 9 カ月間投与する
図6-7 [26]．

E) EB ウイルス

EB ウイルス（Epstein-Barr virus: EBV）は，世界中の全人口の 95% が一度は感
染を経験するウイルスである．通常は，小児～青年の時期に感染し，無症状か風邪
のような症状をきたすだけで治癒する．しかし近年では，日本での EBV 初感染時

の年齢が高くなっている．チオプリン製剤の使用によりリンパ増殖性疾患を発症するリスクが高くなることが報告されているが，IBD 患者では EBV 未感染者においてチオプリン製剤を使用した場合にリンパ増殖性疾患発症のリスクが増加することが報告されている．

本邦で IBD 患者 495 症例を対象に EBV 抗体価を測定した多施設共同研究では，20 歳代で 2 割が EBV 未感染患者であり，チオプリン製剤使用患者の 28％は EBV 未感染者であった．9 例が VCA-IgM 陽性であり急性の一次感染と診断され，そのうち 7 例は免疫抑制系薬剤を投与中であったが，検査時点でリンパ増殖性疾患や血球貪食症候群と診断されたものはいなかった[27]．

EBV 抗体検査の対象年齢の線引きに関してコンセンサスはないが，筆者は 10 代の IBD 患者で免疫抑制系薬剤の使用を検討する際には EBV 抗体検査を行っている．

F) ニューモシスチス肺炎

高齢者や免疫力の低下が疑われる患者では，強く免疫を抑制する治療に伴うニューモシスチス肺炎などの日和見感染により致死的となることがあるため，スルファメトキ・サゾール・トリメトプリム（ST：sulfamethoxazole-trimethoprim）合剤（バクタ®）の予防投与を考慮する必要がある．20mg/ 日を超えるプレドニゾロンを 8 週間以上投与することはニューモシスチス肺炎のリスクとなり，抗 TNFα 抗体製剤の投与下においては，プレドニゾロン 20mg/ 日以上が 1 カ月を超える期間において ST 合剤の予防投与が推奨されている[28]．欧州のガイドラインでは，2 種類以上の免疫抑制療法は日和見感染の重大なリスクであると述べられている[29]．標準的な予防投与量としては，ST 合剤 1 日 1 ～ 2 錠連日または 2 錠週 3 回投与とされる．代替治療としてペンタミジン（ベナンバックス®）300mg を 4 週に 1 回吸入，アトバコン（サムチレール®）1500mg を 1 日 1 回内服治療がある．したがって，プレドニゾロン 20mg/ 日以上を 8 週間以上投与する場合，または，プレドニゾロン 20mg/ 日以上を 1 カ月以上の期間において生物学的製剤（特に抗 TNFα 抗体製剤）や JAK 阻害薬を併用する場合には ST 合剤の予防投与を考慮する．

G) ワクチン接種

不活化ワクチンの接種は生物学的製剤投与中でも問題ない．一方，帯状疱疹（水痘），麻疹，風疹，おたふくかぜ，BCG などの生ワクチン接種は，高用量のステロイド，免疫調節薬，生物学的製剤などの免疫抑制薬投与中は禁忌であるが，唯一ベドリズマブのみ併用注意とされている．近年，帯状疱疹に関しては，免疫抑制薬投与中にも使用可能なサブユニットワクチン（シングリックス®）が開発された．接種対象者は，これまでの「50 歳以上の成人」に加えて，2023 年 6 月新たに「18 歳以上の帯状疱疹に罹患するリスクの高い患者」が追加された．生ワクチン接種につ

いては，免疫抑制系薬剤の投与中止後，3カ月の間隔を空けることが望ましいとされている．したがって，投与前には，ワクチン接種歴の問診や抗体価を確認することが重要である．生ワクチン接種後3週以降で免疫抑制的治療の再開が可能となる[30]．

H) 妊娠

IBD 合併妊娠では，多くは治療による有益性が投薬による有害性を上回るため，原則的に妊娠中も治療を継続する．患者が妊娠した場合や妊娠を計画している場合には，可能であればパートナーにも受診時に同伴いただき，治療内容について確認をするようにしている．

IBD は若年者に好発するため，妊娠・授乳期にどのように治療を行い安全に出産・授乳をさせるかが重要な課題である．主治医は，患者が安全に子どもを持てるよう，産婦人科，小児科医と協力しながら管理にあたる．一方，妊娠は一定の確率で流産，先天形態異常などの合併症が起こるデリケートな問題であることを主治医が理解し，患者に説明する（日本人のベースラインリスク：不妊10～15%，自然流産15～20%，早産5%，出生時低体重9%，先天形態異常3%）．

寛解期の IBD 女性患者の妊孕性は，健常者と同等である．サラゾスルファピリジン投与を受けている男性患者は妊孕能が低下するが，造精機能への影響は可逆性で2～3カ月の休薬により回復する．

胎児への悪影響だけを心配して，治療薬を単純に中止・減量した場合，IBD 症状が悪化し母児を逆に危険にさらす可能性もある．したがって，治療薬の妊娠中投与による胎児への影響について尋ねられた場合には，胎児への悪影響だけを説明するのではなく，そうした医薬品の有益性・必要性についても十分に説明し理解を得る必要がある．アザチオプリン，シクロスポリン，タクロリムス投与に関連した臨床的に有意な催奇形性・胎児毒性は証明されていない．これら薬剤の投与を受けている女性患者の妊娠が判明したら，投与の必要性を判断し，中止可能と判断されれば中止，継続が望ましいと判断される場合は胎児リスクを説明したうえで投与を継続する．ただし，アザチオプリンの服用については，*NUDT15* の遺伝子多型がその代謝に影響を及ぼすことが明らかとなっている．したがって，本邦におけるチオプリン製剤の妊娠中の投与継続に関しては，*NUDT15* 遺伝子多型を踏まえた検討が今後必要になるかもしれない．抗 TNFα 抗体製剤は，妊娠中期以降は胎盤を能動的に通過し新生児へ移行する．2015 年に発表された ECCO のコンセンサスでは，妊娠24～26週頃を目処に，インフリキシマブおよびアダリムマブの投与を中止することが提案されていたが，2022 年の改訂版では IBD が活動性である，またはコントロールが困難である場合には生物学的製剤の継続が推奨されている[31]．「全身

性エリテマトーデス，関節リウマチ，若年性特発性関節炎や IBD 罹患女性患者の妊娠，出産を考えた治療指針」では，抗 TNFα 抗体製剤は妊娠中の全期間において使用は可能であるとしている[32]．妊娠末期まで使用した場合は胎盤移行による児への影響が考えられるため，出生後 6 カ月に達する前の BCG やロタウイルスワクチンなどの生ワクチンの接種を控えた方が良い．

　授乳中の投与に関しては，母乳栄養は児の感染症罹病や死亡率を低下させるので，誤った情報から授乳を中止することがないよう配慮する．ほとんどの薬剤は程度の差はあれ母乳中に分泌されるが，メサラジン，サラゾスルファピリジン，プレドニゾロン，抗 TNFα 抗体製剤は授乳中に投与しても大きな問題はない．メトロニダゾール，シプロフロキサシン，シクロスポリン，タクロリムス，メトトレキサートは乳汁から児に移行するため，授乳期は可能な限り投与を避ける．

▶ 6. 治療のコツ，最新の知見

A) ペンタサ®注腸

　IBD における使用薬剤においてジェネリックやバイオシミラーが存在する．これらの後発医薬品を普及させることは，患者負担の軽減や医療保険財政の改善に資するものであり，特に医療経済的な視点から見ると，患者数が急激な増加の一途をたどっている IBD においてはなおさら重要である．しかし，ペンタサ®注腸においては患者の意向を尊重し改良を加えた先発品の方がアクセシビリティに優れており，アドヒアランスを考慮に入れると先発品の使用が望ましいと筆者は考えている．

B) ペンタサ®顆粒製剤による脱感作療法

　メサラジンアレルギーをきたした場合には，メサラジンの服用が消極的となるため，次の段階の治療として免疫調節薬や生物学的製剤の導入を検討しなければならなくなる．一方で，メサラジンアレルギー症例に対するメサラジン脱感作療法に関する報告があり，脱感作療法が成功すれば，免疫調節薬や生物学的製剤の導入といった治療のステップアップを必要とすることなくメサラジン治療を継続することができる．ただし，臓器障害を呈するメサラジン不耐症例に対する脱感作療法は適応外と考えられる．

　メサラジン脱感作療法には，用量調節が可能であるペンタサ®顆粒を使用する．表6-7 にレジメンを示す．2000mg の服用を達成した症例に対しては，その時点での病状に応じて最大 4000mg までの増量を行っている．2000mg を達成するまでに 1 カ月を要することから，軽症もしくは軽症よりの中等症が適応となり，当施設では 90％の症例において成功を収めている[17]．なんらかの理由で脱感作療法を中

JCOPY 498-14054

表6-7 ペンタサ顆粒製剤による脱感作療法

日	用量 (mg)	日	用量 (mg)	日	用量 (mg)
1	50	11	550	21	1100
2	100	12	600	22	1200
3	150	13	650	23	1300
4	200	14	700	24	1400
5	250	15	750	25	1500
6	300	16	800	26	1600
7	350	17	850	27	1700
8	400	18	900	28	1800
9	450	19	950	29	1900
10	500	20	1000	30	2000

断した場合には，50mg から再開する必要がある．

C) 生物学的製剤の離脱

　生物学的製剤の離脱に関しては，患者負担や医療経済的に極めて重要な課題である．離脱基準や条件について現時点では controversial であり，研究報告は少ない．臨床的寛解基準を満たした後にインフリキシマブ離脱した場合，再燃率は1年後40％程度，2年後50％程度であり，年率20％程度の再燃率と報告されており，免疫調節薬による維持治療が再燃の抑制因子となる[33]．再燃後に同種類同量のインフリキシマブを再開することで71～94％において臨床的有効が得られる[34]．世界で初めての潰瘍性大腸炎におけるインフリキシマブ休薬に関する前向き比較試験として，日本で多施設非盲検ランダム化試験（HAYABUSA）が行われた．インフリキシマブ維持治療により内視鏡的寛解を達成し臨床的寛解が維持されている患者をインフリキシマブ継続群とインフリキシマブ休薬群に割り付け，その後の48週の寛解維持率を比較した．寛解維持率はインフリキシマブ継続群80.4％であり，休薬群54.3％よりも有意に高い結果であった[35]．臨床的寛解のみならず内視鏡的寛解を達成していてもインフリキシマブの中止による再燃リスクは存在するが，一方では継続していても効果減弱がみられることから，休薬のトライについては個々の患者においてリスクベネフィットの観点から慎重に判断されるべきであると考える．筆者の場合は，患者から生物学的製剤の離脱に関して質問があった際に上記のエビデンスについて説明を行った上で，内視鏡的寛解すなわち粘膜治癒を2回連続で達成し，かつ患者の離脱希望がある場合に限って離脱を試みている．

D) チオプリン製剤の離脱

　チオプリン製剤の適切な投与期間と離脱のタイミングについては controversial である．AZA 中止後の IBD の寛解維持率は，1 年で 63％，3 年で 34％，5 年で 25％ であり[36]，AZA 中止後の再燃に影響を及ぼす因子は，AZA 治療中に持続的な寛解がないこと，全大腸炎型，AZA 治療期間が短期間であったことが報告されている[37]．チオプリン製剤の長期投与が推奨されており[38]，Hawthorne らは寛解達成後も最低でも 2 年間は AZA を維持投与することが望ましいとしている[39]．しかし，かなり長期にわたる免疫調節薬による治療は望ましいとは言えず，IBD 患者における免疫調節薬の治療の中止は，病歴や病状などを考慮して個別に決定する必要がある[40]．当施設における研究では，ステロイド難治性潰瘍性大腸炎に対するチオプリン製剤は長期間の寛解維持効果があり，4 年以上継続しえた症例においては効果減弱症例が少なかった[14]．したがって，筆者の場合には，患者側からチオプリン製剤の中止希望があった際に，チオプリン製剤導入から 4 年経過し，粘膜治癒を達成していれば離脱を検討している．

■参考文献

難治性炎症性腸管障害に関する調査研究班　令和 4 年度分担研究報告書. 潰瘍性大腸炎・クローン病　診断基準・治療指針　令和 4 年改訂版.

1）仲瀬裕志, 他. MEFV 遺伝子異常に関連する消化管病変. 胃と腸. 2019; 54: 1715-22.
2）Fallingborg J, et al. pH-profile and regional transit times of the normal gut measured by a radiotelemetry device. Aliment Pharmacol Ther. 1989; 3: 605-13.
3）Rijk MC, et al. Disposition of mesalazine from mesalazine-delivering drugs in patients with inflammatory bowel disease, with and without diarrhoea. Scand J Gastroenterol. 1992; 27: 863-8.
4）Benchimol EI, et al. Traditional corticosteroids for induction of remission in Crohn's disease. Cochrane Database Syst Rev. 2008; 2008: CD006792.
5）Rezaie A, et al. Budesonide for induction of remission in Crohn's disease. Cochrane Database Syst Rev. 2015; (6): CD000296.
6）腎臓病 SDM 推進協会. 慢性腎臓病患者とともにすすめる SDM 実践テキスト. 医学書院; 2020.
7）Click B, et al. A practical guide to the safety and monitoring of new IBD therapies. Inflamm Bowel Dis. 2019; 25: 831-42.
8）Sands BE, et al. Vedolizumab versus adalimumab for moderate-to-severe ulcerative colitis. N Engl J Med. 2019; 381: 1215-26.
9）Meudec L, et al. Janus kinase inhibitors alter NK cell phenotypes and inhibit their anti-tumour capacity. Rheumatology (Oxford). 2023; 62: 2855-63.
10）Sandborn WJ, et al. Safety of tofacitinib for treatment of ulcerative colitis, based on 4. 4 years of data from global clinical trials. Clin Gastroenterol Hepatol. 2019; 17: 1541-

JCOPY 498-14054

50.

11） Din S, et al. Systematic review with network meta-analysis: Risk of herpes zoster with biological therapies and small molecules in inflammatory bowel disease. Aliment Pharmacol Ther. 2023; 57: 666-75.

12） Dubinsky MC, et al. Changes in health-related quality of life and associations with improvements in clinical efficacy: a Phase 2 study of mirikizumab in patients with ulcerative colitis. BMJ Open Gastroenterol. 2023; 10: e001115.

13） Yu H, et al. Market share and costs of biologic therapies for inflammatory bowel disease in the USA. Aliment Pharmacol Ther. 2018; 47: 364-70.

14） Matsumoto S, et al. Real-world long-term remission maintenance for 10 years with thiopurines in ulcerative colitis. Crohns Colitis 360. 2021; 3: otab003.

15） Kakuta Y, et al. NUDT15 codon 139 is the best pharmacogenetic marker for predicting thiopurine-induced severe adverse events in Japanese patients with inflammatory bowel disease: a multicenter study. J Gastroenterol. 2018; 53: 1065-78.

16） Laharie D, et al. Ciclosporin versus infliximab in patients with severe ulcerative colitis refractory to intravenous steroids: a parallel, open-label randomised controlled trial. Lancet. 2012; 380: 1909-15.

17） Matsumoto S, et al. Mesalazine allergy and an attempt at desensitization therapy in patients with inflammatory bowel disease. Sci Rep. 2020; 10: 22176.

18） Khan N, et al. Risk of lymphoma in patients with ulcerative colitis treated with thiopurines: a nationwide retrospective cohort study. Gastroenterology. 2013; 145: 1007-15.

19） Beaugerie L. Management of inflammatory bowel disease patients with a cancer history. Curr Drug Targets. 2014; 15: 1042-8.

20） Kobayashi T, et al. Lack of increased risk of lymphoma by thiopurines or biologics in Japanese patients with inflammatory bowel disease: A large-scale administrative database analysis. J Crohns Colitis. 2020; 14: 617-23.

21） Gisbert JP, et al. Thiopurine-induced myelotoxicity in patients with inflammatory bowel disease: a review. Am J Gastroenterol. 2008; 103: 1783-800.

22） Eriksson C, et al. Low-dose thiopurine with allopurinol co-therapy overcomes thiopurine intolerance and allows thiopurine continuation in inflammatory bowel disease. Dig Liver Dis. 2018; 50: 682-8.

23） 持田 智. 免疫抑制・化学療法による B 型肝炎の再活性化. 日内会誌. 2020; 109: 1790-5.

24） 日本肝臓学会 肝炎診療ガイドライン作成委員会. B 型肝炎治療ガイドライン. 2022.

25） 江崎伸一. 最新のウイルス感染への対応―ステロイド療法と HBV 再活性化―. 日耳鼻会報. 2020; 123: 1330-2.

26） 日本呼吸器学会　炎症性疾患に対する生物学的製剤と呼吸器疾患　診療の手引き　第 2 版作成委員会. 炎症性疾患に対する生物学的製剤と呼吸器疾患　診療の手引き　第 2 版. 2020.

27） Miura M, et al. Multicenter, cross-sectional, observational study on Epstein-Barr viral infection status and thiopurine use by age group in patients with inflammatory bowel disease in Japan (EBISU study). J Gastroenterol. 2021; 56: 1080-91.

28） Limper AH, et al. An official American thoracic society statement: treatment of fungal infections in adult pulmonary and critical care patients. Am J Respir Crit Care Med. 2011; 183: 96-128.

29）Rahier JF, et al. Second European evidence-based consensus on the prevention, diagnosis and management of opportunistic infections in inflammatory bowel disease. J Crohns Colitis. 2014; 8: 443-68.

30）難治性炎症性腸管障害に関する調査研究班. IBD 患者におけるワクチン接種 エキスパート コンセンサス.

31）Torres J, et al. European Crohn's and Colitis Guidelines on sexuality, fertility, pregnancy, and lactation. J Crohns Colitis. 2023; 17: 1-27.

32）関節リウマチ（RA）や炎症性腸疾患（IBD）罹患女性患者の妊娠, 出産を考えた治療指針の作成研究班. 全身性エリテマトーデス（SLE）, 関節リウマチ（RA）, 若年性特発性関節炎（JIA）や炎症性腸疾患（IBD）罹患女性患者の妊娠, 出産を考えた治療指針. 2018.

33）Kennedy NA, et al. Relapse after withdrawal from anti-TNF therapy for inflammatory bowel disease: an observational study, plus systematic review and meta-analysis. Aliment Pharmacol Ther. 2016; 43: 910-23.

34）Papamichael K, et al. Withdrawal of anti-tumour necrosis factor α therapy in inflammatory bowel disease. World J Gastroenterol. 2015; 21: 4773-8.

35）Kobayashi T, et al. Discontinuation of infliximab in patients with ulcerative colitis in remission（HAYABUSA）a multicentre, open-label, randomised controlled trial. Lancet Gastroenterol Hepatol. 2021; 6: 429-37.

36）Fraser AG, et al. The efficacy of azathioprine for the treatment of inflammatory bowel disease: a 30 year review. Gut. 2002; 50: 485-9.

37）Cassinotti A, et al. Maintenance treatment with azathioprine in ulcerative colitis: outcome and predictive factors after drug withdrawal. Am J Gastroenterol. 2009; 104: 2760-7.

38）Lobel EZ, et al. A search for the optimal duration of treatment with 6-mercaptopurine for ulcerative colitis. Am J Gastroenterol. 2004; 99: 462-5.

39）Hawthorne AB, et al. Randomised controlled trial of azathioprine withdrawal in ulcerative colitis. BMJ. 1992; 305: 20-2.

40）Torres J, et al. Systematic review of effects of withdrawal of immunomodulators or biologic agents from patients with inflammatory bowel disease. Gastroenterology. 2015; 149: 1716-30.

JCOPY 498-14054

▶ 1. 疾患の概要

　クローン病（Crohn's disease）は原因不明な難治性の炎症性腸疾患であり，臨床症状がなくても腸管の炎症が持続し，潰瘍，狭窄，瘻孔などの腸管の合併症を引き起こすため，進行性の疾患とみなされている．2016 年度の厚生労働科学研究班の全国疫学調査によると登録数は，7 万人に達したと報告されている 図7-1．本邦では

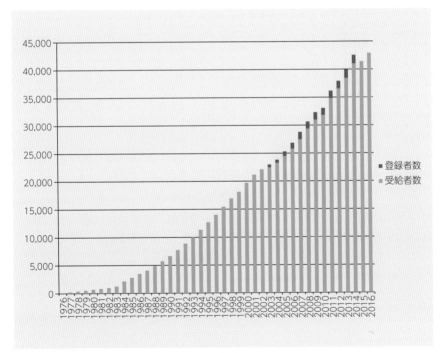

図7-1 クローン病医療受給者証交付件数の推移
〔厚生労働省難病情報センターホームページ (https://www.nanbyou.or.jp/entry/81)〕

潰瘍性大腸炎患者が多いが，クローン病も年々患者数が増加している．主として10歳代〜20歳代の若年者に好発し，発症年齢のピークは男性で20〜24歳，女性で15〜19歳であり，男性と女性の比は，約2：1と男性に多くみられる．小腸，大腸を中心に潰瘍を認め，腸管狭窄や瘻孔など特徴的な病態が生じるが，口腔から肛門までの消化管のあらゆる部位に起こりうる．消化管以外にも種々の合併症を伴うため，全身性疾患としての対応が必要である．臨床像は病変の部位や範囲によるが，下痢や腹痛などの消化管症状と発熱や体重減少，栄養障害などの全身症状を認め，貧血，関節炎，虹彩炎，皮膚病変などの合併症に由来する症状も呈する．病状，病変は再発および再燃を繰り返しながら進行し，治療に抵抗して社会生活が損なわれることも少なくない．

　世界的にみると，先進国に多く北米やヨーロッパで高い発症率を示す．衛生環境や食生活が大きく影響し，動物性脂肪，タンパク質を多く摂取し，生活水準が高いほどクローン病にかかりやすいと考えられている．喫煙はクローン病発症の危険因子であり，クローン病患者では喫煙は再発の促進因子であると報告されている．さらに，炎症性腸疾患と幼少時の受動喫煙との関連が注目されている．

▶ 2. 鑑別疾患

　クローン病の診断基準を 表7-1 に示す．若年者に慢性的に続く腹痛や下痢，発熱，体重減少，肛門病変などがあり本症が疑われるときには，理学的検査や血液検査を行うとともに，抗菌薬服用歴，海外渡航歴などを聴取する．腸管外合併症が診断の契機となる症例もあり，既往歴についても詳細に聴取する．肛門病変の評価についてはクローン病に精通した大腸肛門病専門医による診断が望まれる．次に上部消化管内視鏡検査，大腸内視鏡検査，バルーン小腸内視鏡検査，小腸・大腸X線造影などにより全消化管検査を行って本症に特徴的な腸病変を確認する．またMRIやCT所見は診断の参考となる．カプセル内視鏡が消化管を問題なく通過できる症例であれば，小腸用カプセル内視鏡も使用できる．典型的な画像所見を欠く場合にも非乾酪性類上皮細胞肉芽腫の証明で確診されるために積極的に生検を行う．さらに細菌学的・寄生虫学的検査を行って他疾患を除外する．除外すべき疾患として潰瘍性大腸炎，腸結核，腸管型ベーチェット病，リンパ濾胞増殖症，薬剤性大腸炎，エルシニア腸炎などがある．また，家族性地中海熱や非特異性多発性小腸潰瘍症ではクローン病に類似した消化管病変を認めることがあり，臨床経過などを考慮し，鑑別を要する場合がある．こうした検査で多くは2週間から1カ月の期間で診断は可能であるが，診断が確定しない場合は inflammatory bowel disease unclassi-

表7-1 クローン病の診断基準

診断の基準
(1) 主要所見
　A. 縦走潰瘍〈注7〉
　B. 敷石像
　C. 非乾酪性類上皮細胞肉芽腫〈注8〉
(2) 副所見
　　a. 消化管の広範囲に認める不整形～類円形潰瘍
　　　またはアフタ〈注9〉
　　b. 特徴的な肛門病変〈注10〉
　　c. 特徴的な胃・十二指腸病変〈注11〉

確診例:
　[1] 主要所見のAまたはBを有するもの.〈注12〉
　[2] 主要所見のCと副所見のaまたはbを有するもの.
　[3] 副所見のa, b, cすべてを有するもの.

疑診例:
　[1] 主要所見のCと副所見のcを有するもの.
　[2] 主要所見のAまたはBを有するが潰瘍性大腸炎や腸管型ベーチェット病,単純性潰瘍,
　　　虚血性腸病変と鑑別ができないもの.
　[3] 主要所見のCのみを有するもの.〈注13〉
　[4] 副所見のいずれか2つまたは1つのみを有するもの.
〈注7〉腸管の長軸方向に沿った潰瘍で,小腸の場合は,腸間膜付着側に好発する.典型的に
　　　は4～5cm以上の長さを有するが,長さは必須ではない.
〈注8〉連続切片作成により診断率が向上する.消化管に精通した病理医の判定が望ましい.
〈注9〉消化管の広範囲とは病変の分布が解剖学的に複数の臓器すなわち上部消化管(食道,
　　　胃,十二指腸),小腸および大腸のうち2臓器以上にわたる場合を意味する.典型的に
　　　は縦列するが,縦列しない場合もある.また,3ヶ月以上恒存することが必要である.
　　　なお,カプセル内視鏡所見では,十二指腸・小腸においてKerckring襞上に輪状に多
　　　発する場合もある.腸結核,腸管型ベーチェット病,単純性潰瘍,NSAIDs潰瘍,感
　　　染性腸炎の除外が必要である.
〈注10〉裂肛, cavitating ulcer, 痔瘻,肛門周囲膿瘍,浮腫状皮垂など.「クローン病肛門部
　　　病変のすべて」を参考にし,クローン病に精通した肛門病専門医による診断が望まし
　　　い.
〈注11〉竹の節状外観,ノッチ様陥凹など.クローン病に精通した専門医の診断が望ましい.
〈注12〉縦走潰瘍のみの場合,虚血性腸病変や潰瘍性大腸炎を除外することが必要である.敷
　　　石像のみの場合,虚血性腸病変や4型大腸癌を除外することが必要である.
〈注13〉腸結核などの肉芽腫を有する炎症性疾患を除外することが必要である.

(厚生労働省科学研究費補助金　難治性疾患政策研究事業「難治性炎症性腸管障害に関する調査
研究」(久松班)令和4年度分担研究報告書.潰瘍性大腸炎・クローン病診断基準・治療指針　令
和4年度改訂版(令和5年3月).p.32-3)

fied として経過観察を行う.

▶ 3. 治療内容

　クローン病は再燃と寛解を繰り返しながら,その経過中に高度な狭窄や瘻孔,膿
瘍といった腸管合併症の形成を通じて,高率に腸管切除の適応となる.さらに術後
も吻合部を中心に高率な再燃傾向を示し,再手術の適応となる場合も多いため,進

令和4年度クローン病治療指針（内科）

活動期の治療（病状や受容性により，栄養療法・薬物療法・あるいは両者の組み合わせを行う）

軽症～中等症	中等症～重症	重症（病勢が重篤，高度な合併症を有する場合）
薬物療法 ・ブデソニド ・5-ASA製剤 ペンタサ®顆粒/錠，サラゾピリン®錠（大腸病変） **栄養療法（経腸栄養療法）** 許容性があれば栄養療法 経腸栄養剤としては， ・成分栄養剤（エレンタール®） ・消化態栄養剤（ツインライン®など） を第一選択として用いる． ※受容性が低い場合は半消化態栄養剤を用いてもよい ※効果不十分の場合は中等症～重度に準じる	**薬物療法** ・経口ステロイド（プレドニゾロン） ・抗菌薬（メトロニダゾール*，シプロフロキサシン*など） ※ステロイド減量・離脱が困難な場合：アザチオプリン，6-MP* ※ステロイド・栄養療法などの通常治療が無効/不耐の場合：インフリキシマブ・アダリムマブ・ウステキヌマブ・ベドリズマブ・リサンキズマブ **栄養療法（経腸栄養療法）** ・成分栄養剤（エレンタール®） ・消化態栄養剤（ツインライン®など）を第一選択として用いる． ※受容性が低い場合は半消化態栄養剤を用いてもよい **血球成分除去療法の併用** ・顆粒球吸着療法（アダカラム®） ※通常治療で効果不十分・不耐で大腸病変に起因する症状が残る症例に適応	外科治療の適応を検討した上で以下の内科治療を行う **薬物療法** ・ステロイド経口または静注 ・インフリキシマブ・アダリムマブ・ウステキヌマブ・ベドリズマブ・リサンキズマブ（通常治療抵抗例） **栄養療法** ・絶食の上，完全静脈栄養療法（合併症や重度度が特に高い場合） ※合併症が改善すれば経腸栄養療法へ ※通過障害や膿瘍がない場合はインフリキシマブ・アダリムマブ・ウステキヌマブ・ベドリズマブ・リサンキズマブを併用してもよい

寛解維持療法	肛門部病変の治療	狭窄/瘻孔の治療	術後の再燃予防
薬物療法 ・5-ASA製剤 　ペンタサ®顆粒/錠 　サラゾピリン®錠（大腸病変） ・アザチオプリン ・6-MP* ・インフリキシマブ・アダリムマブ・ウステキヌマブ・ベドリズマブ（インフリキシマブ・アダリムマブ・ウステキヌマブ・ベドリズマブ・リサンキズマブにより寛解導入例では継続可） **在宅経腸栄養療法** ・エレンタール®，ツインライン®などを第一選択として用いる． ※受容性が低い場合は半消化態栄養剤を用いてもよい ※短腸症候群など，栄養管理困難例では在宅中心静脈栄養法を考慮する	まず外科治療の適応を検討する．ドレナージやシートン法など ・肛門狭窄：経肛門的拡張術 内科的治療を行う場合 ・痔瘻・肛門周囲膿瘍：メトロニダゾール*，抗菌剤・抗生物質 　インフリキシマブ・アダリムマブ・ウステキヌマブ ・裂肛，肛門潰瘍：腸管病変に準じた内科的治療 ヒト（同種）脂肪組織由来幹細胞複雑痔瘻に使用されるが，適応は要件を満たす専門医が判断する	【狭窄】 ・まず外科治療の適応を検討する． ・内科的治療により炎症を沈静化し，潰瘍が消失・縮小した時点で，内視鏡的バルーン拡張術 【瘻孔】 ・まず外科治療の適応を検討する． ・内科的治療（外瘻）としてはインフリキシマブ　アダリムマブ　アザチオプリン	寛解維持療法に準じる **薬物療法** ・5-ASA製剤 　ペンタサ®顆粒/錠 　サラゾピリン®錠（大腸病変） ・アザチオプリン ・6-MP* ・インフリキシマブ・アダリムマブ **栄養療法** ・経腸栄養療法 ※薬物療法との併用も可

短腸症候群に対してテデュグルチドが承認された（適応等の詳細は添付文書参照のこと）

※（治療原則）内科治療への反応性や薬物による副作用あるいは合併症などに注意し，必要に応じて専門家の意見を聞き，外科治療のタイミングなどを誤らないようにする．薬用量や治療の使い分け，小児や外科治療など詳細は本文を参照のこと．

＊：現在保険適用には含まれていない

図7-2 クローン病治療指針

（厚生労働省科学研究費補助金　難治性疾患政策研究事業「難治性炎症性腸管障害に関する調査研究」（久松班）令和4年度分担研究報告. 潰瘍性大腸炎・クローン病診断基準・治療指針　令和4年度　改訂版（令和5年3月）. p.40）

110

JCOPY 498-14054

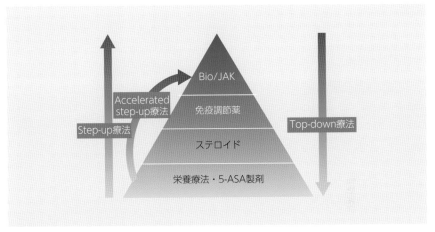

図7-3 クローン病治療ストラテジー

行性に消化管機能の低下傾向を示すことが広く知られている．したがって，治療目標としては，疾患活動性のコントロールや患者の QOL の改善のみでは十分でなく，腸管切除回避などの長期予後改善を目的とした粘膜治癒を発症早期から達成することが重要となる．初発・診断時や活動期には寛解導入を目的とした治療を行い，いったん寛解が導入されたら長期に寛解を維持する治療を行う 図7-2．近年では最初から生物学的製剤を治療に用いる top-down 療法の有効性が証明されている．しかし，その一方で生物学的製剤を用いなくても寛解導入，維持が可能なクローン病患者も存在しており，病勢の増悪に対して速やかに治療を強化していく accelerated step-up 療法の概念も提唱されている 図7-3．若年発症，瘻孔・穿孔例，広範囲な小腸病変を有する例，高度肛門病変などがクローン病の予後不良因子とされており[1]，これらの患者背景を考慮した上で step-up 療法，top-down 療法の選択を決定すべきである．さらに，生物学的製剤による治療がより効果的であるとされる，狭窄をきたす前の発症初期段階を early Crohn's disease と提唱されるようになった[2]．その後の寛解維持では，漫然と治療を継続するのではなく，Treat to Target ストラテジーに準じ設定した治療目標や治療内容に応じた適切な経過観察を行う．クローン病の活動性の指標は，CDAI（Crohn's disease activity index）が汎用されている 表7-2．スコアに応じて軽症，中等症，重症に分類され，CDAI 150 点未満が臨床的寛解と定義されている．臨床症状や血液検査の評価だけでなく，定期的な画像検査でも有効性の評価を行い，効果が不十分な場合には積極的に治療の強化を検討する．小腸病変を有する症例に対しては栄養療法の併用を積極的に行

表7-2 Crohn's disease activity index (CDAI)

1	過去 1 週間の水様または泥状便の回数: (＊1)	× 2 = X1
2	過去 1 週間の腹痛評価の合計: 0 ＝なし； 1 ＝軽度； 2 ＝中等度； 3 ＝高度	× 5 = X2
3	過去 1 週間の一般状態評価の合計: 0 ＝良好； 1 ＝やや不良； 2 ＝不良； 3 ＝かなり不良； 4 ＝極めて不良	× 7 = X3
4	クローン病に起因すると推定される症状または所見: (1) 関節炎または関節痛 (2) 皮膚または口腔内病変 (壊疽性膿皮症，結節性紅斑など) (3) 虹彩炎またはブドウ膜炎 (4) 裂肛，痔瘻または肛門周囲膿瘍 (5) その他の瘻孔 (腸－膀胱瘻など) (6) 過去 1 週間の 100℉ (37.8℃) を超える発熱 (1) から (6) の 1 項目につき 1 点を加算し，その合計	× 20 = X4
5	下痢に対するロペミンまたはオピアトの使用: 0 ＝なし； 1 ＝あり	× 30 = X5
6	腹部腫瘤: 0 ＝なし； 2 ＝疑いあり (筋満感ないしソーセージ様の腫脹した触知感)； 5 ＝あり	× 10 = X6
7	ヘマトクリット値: 男性: 47 －ヘマトクリット値，女性: 42 －ヘマトクリット値	× 6 = X7
8	体重: 100 × (1 －［体重 / 標準体重])	× 1 = X8

$$CDAI = \sum_{i=1}^{8} Xi$$

＊1: 回腸造瘻術施行の場合，1/3 として評価
(厚生労働省科学研究費補助金 難治性疾患政策研究事業「難治性炎症性腸管障害に関する調査研究」
(鈴木班). 炎症性腸疾患の疾患活動性評価指標集 第二版 (令和 2 年 3 月). p.20)

う．栄養療法は副作用が少ないという特徴があるが，一定量以上を継続するために
は患者の受容性が重要である．

A) 寛解導入療法

1) 軽症～中等症

ゼンタコート®，ペンタサ®顆粒 / 錠，大腸型ではサラゾピリン®錠が用いられる．
ゼンタコートは病変局所で効果を発現し，吸収後速やかに不活化され全身性の副作
用が軽減されるステロイドで，臨床症状の改善により有用であるが，病変の主座が

JCOPY 498-14054

回腸から上行結腸の場合に選択し，開始 8 週間を目安に継続投与が必要か検討を行い，中止を前提に漸減する．また，患者の受容性がある場合には，栄養療法も有用で 900kcal/ 日程度が望ましいが，実臨床では 300 〜 600kcal/ 日であることが多い．

2) 中等症〜重症

軽症〜中等症の治療に加えて，プレドニゾロン 40mg/ 日程度（重症例では 40 〜 60mg/ 日）を投与する．また，サラゾピリン®やペンタサ®，ステロイドが無効な場合や特に分泌物を伴う瘻孔，肛門部病変がある場合にフラジール® 750mg/ 日やシプロキサン® 400 〜 800mg/ 日を試みる方法もある．ステロイドは強力な抗炎症作用を有し寛解導入効果に優れるが特に長期投与で副作用が問題となるため，寛解導入を目的として投与したのち漸減中止する．ステロイド（ブデソニド含む）の減量・離脱が困難なときには，イムラン®・アザニン®を 50 〜 100mg/ 日程度併用するのも 1 つの方法である．アザチオプリンの代わりにロイケリン®（保険適用外）を用いることもできる．

ステロイド（ブデソニド含む）や栄養療法などの寛解導入療法が無効な場合はインフリキシマブ（レミケード®）またはアダリムマブ（ヒュミラ®）あるいはウステキヌマブ（ステラーラ®），ベドリズマブ（エンタイビオ®）やリサンキズマブ（スキリージ®）の投与を考慮する．

経腸栄養療法を行う場合は，成分栄養剤（エレンタール®）あるいは消化態栄養剤（ツインライン®など）を第一選択として用いる．ただし，受容性が低い場合には半消化態栄養剤（ラコール®など）を用いてもよい．経鼻チューブを用いて胃〜空腸に投与するが経口法でもよい．食事を中止し経腸栄養のみで栄養補給する場合には，1 日の維持投与量として理想体重 1kg 当たり 30kcal 以上を目標として投与する．寛解維持期においては，総エネルギーの半分を経腸栄養から，残りの半分を食事から摂取する，いわゆるハーフ ED という栄養療法が有用である．成分栄養剤のみで栄養管理を行う場合には 10 〜 20％脂肪乳剤 200 〜 500mL を週 1 〜 2 回点滴静注する．また亜鉛や銅，ビタミン B_{12}，セレンなどの微量元素欠乏にも注意する．

3) 重症 (病勢が重篤，高度な合併症を有する場合)

外科的治療の適応の有無を検討した上で内科治療を行う．著しい栄養低下，頻回の下痢，広範な小腸病変など病勢が重篤な場合，腸管の高度狭窄，瘻孔，膿瘍形成，大量出血，高度の肛門部病変などを有する場合や通常の経腸栄養療法が困難あるいは効果不十分な場合は，絶食の上，完全静脈栄養療法を行う．感染症の合併がないことを確認したのちにステロイドの経口投与または経静脈投与（プレドニゾロン 40 〜 60mg/ 日）を行う．ステロイド抵抗例ではインフリキシマブやアダリムマブ，ウステキヌマブ，ベドリズマブ，リサンキズマブの投与を考慮する．

B) 寛解維持療法

　活動期に対する治療によりいったん寛解が導入されたら，長期に寛解を維持する治療を行う．穿孔型あるいは肛門部病変を合併した患者，腸管切除を受けた患者，寛解導入時にステロイド投与が必要であった患者は再燃しやすいので注意が必要である．寛解維持療法としては，在宅経腸栄養療法，薬物療法（5-ASA 製剤，アザチオプリンなど）が用いられる．アザチオプリンは，腸管病変のほか肛門部病変の寛解維持にも有効である．またインフリキシマブやアダリムマブあるいはウステキヌマブやベドリズマブ，リサンキズマブにより寛解導入された後は，それぞれの定期的投与が寛解維持に有効である．在宅栄養療法では，1 日摂取カロリーの半分量以上に相当する成分栄養剤や消化態栄養剤の投与も寛解維持に有用であるが，栄養剤の投与や選択にあたっては患者個々の QOL や ADL・受容性などを考慮すべきであり，受容性が低い場合には半消化態栄養剤を用いてもよい．抗 TNFα 抗体製剤と 1 日 600 ～ 900kcal 以上の経腸栄養剤の併用は，抗 TNFα 抗体製剤の寛解導入効果増強や寛解維持効果延長を示すとの報告もある．短腸症候群を有するなど，在宅経腸栄養法でも栄養管理が困難な症例では，在宅中心静脈栄養法を考慮する．在宅中心静脈栄養法を行う際にはカテーテル関連血流感染症，血栓症，肝機能障害，微量元素欠乏症・過剰症の発生などに留意する．

4. 薬の選び方・使い方

A) メサラジン

　クローン病におけるメサラジン製剤の効果を検討した研究は潰瘍性大腸炎に比して圧倒的に少ない．サラゾピリン®は 1970 ～ 1980 年代の 2 報のランダム化比較研究でクローン病の寛解導入の有用性が示されているが，大腸病変に限られており，ステロイドとの比較ではステロイドより劣ることが示されている[3]．一方，メサラジン製剤では，ペンタサ®の 3 報のメタアナリシスでプラセボより有意に CDAI を減少させることが示されているが[4]，それが臨床的に有用か否かは疑問とされており，また寛解導入効果でプラセボに対する優位性は示されていない[5]．2017 年に行われたサラゾスルファピリジン，メサラジン，ブデソニド，コルチコステロイドとプラセボまたは互いに比較するネットワークメタアナリシスでは，高用量メサラジン（2.4g/ 日以上）は，コルチコステロイドや高用量ブデソニド（6mg/ 日以上）には及ばないもののプラセボよりも優れ，一方サラゾスルファピリジンはプラセボを含むどの治療法よりも有効性を示さなかった[6]．クローン病におけるメサラジン製剤の寛解維持効果は，十分な対象数のある placebo controlled trial のメタアナリシ

スで有効でないことが示されている[7]. しかし，軽症例に対してはペンタサ®とサラゾピリン®は経腸栄養療法とともに治療の主軸を担っている.

◆ メサラジン (ペンタサ®) 内服　　1500 ～ 3000mg/ 日　分 1 ～ 3
◆ サラゾスルファピリジン (サラゾピリン®)
　　　　　　　　　　　　　内服 (大腸病変)　　2 ～ 4g/ 日　分 2 ～ 3

B) ステロイド剤経口もしくは点滴静注

　副腎皮質ステロイド単独での寛解導入効果については，欧米で 1960 年代からランダム化比較研究が行われ，メタ解析でもプラセボに対して寛解導入効果が示されている[8]. さらにメタ解析により，クローン病では副腎皮質ステロイドには寛解維持効果がないことが証明されている[9]. 古典的な副腎皮質ステロイド（プレドニゾロンなど）に比べて全身性副作用を軽減したブデソニドは，クローン病に対する寛解導入効果を有する. ゼンタコート®は，pH 5.5 以上で溶解し始めることでステロイド剤を遠位小腸および結腸近位部で放出するように設計された腸溶性徐放製剤である. ゼンタコート® 9mg はプレドニゾロン 40mg に相当するとされ，その効果はプレドニゾロンよりやや低いことが示されている[10].

　ステロイドの副作用として，白内障，緑内障，副腎皮質機能不全，易感染性，耐糖能低下，創傷治癒遅延，骨粗鬆症などが報告されている. したがって，むやみな長期投与や高用量投与は避けるべきである. 寛解導入に用いる場合にも，効果判定後には漸減中止することが必要であるが，漸減法については明確なエビデンスがないものの，ECCO guideline/consensus では，ステロイド投与開始後，3 カ月以内にプレドニゾロン換算で 10mg/ 日（ブデソニドであれば 3mg/ 日）以下にすることが推奨されている[11]. 筆者はブデソニドによる寛解導入後の最後の 1 ～ 2 週間は 6mg に減量し，2 ～ 3 カ月を目処に離脱している.

中等症
◆ プレドニゾロン (プレドニン®) 内服　　　30 ～ 40mg/ 日　分 1 ～ 2
◆ ブデソニド (ゼンタコート®)　内服　　　　　9mg/ 日　分 1
重症
◆ プレドニゾロン (プレドニン®) 点滴静注　40 ～ 60mg/ 日　分 1 ～ 2

表7-3 *NUDT15* 遺伝子多型と重篤な副作用（高度白血球減少，全脱毛）のリスク（再掲）

NUDT15 遺伝子検査結果	日本人での頻度	通常量で開始した場合の副作用頻度		チオプリン 製剤の開始方法
		急性高度 白血球減少	全脱毛	
Arg/Arg	81.1%	稀（< 0.1%）	稀（< 0.1%）	通常量で開始
Arg/His				
Arg/Cys	17.8%	低（< 5%）	低（< 5%）	減量して開始
Cys/His	< 0.05%	高（> 50%）		
Cys/Cys	1.1%	必発	必発	服用を回避

（厚生労働省科学研究費補助金　難治性疾患政策研究事業「難治性炎症性腸管障害に関する調査研究」（久松班）令和4年度分担研究報告書. 潰瘍性大腸炎・クローン病診断基準・治療指針　令和4年度改訂版（令和5年3月）. p.2)

C) 免疫調節薬

　チオプリン製剤は核酸合成阻害効果を有するチオプリン誘導体であり，免疫調節作用を発揮する薬剤である．日本ではアザチオプリン（イムラン®，アザニン®）は2006年にステロイド依存性のクローン病に対して保険適用となったが，6-メルカプトプリン（6-MP，ロイケリン®）に関しては現在まで日本ではクローン病に対する保険適用はない．効果発現には2カ月程度を要し，維持用量は，白血球数が3,000～5,000/μL，MCV100fL程度になるように調節している．チオプリン製剤のクローン病の寛解維持効果に関するデータは潰瘍性大腸炎よりも多い．2000年代以降では術後再発予防の前向き研究がいくつか行われており，臨床的，内視鏡的再燃予防に有効性が示されている[12]．また，初回手術を回避する効果についても有用性が示されている[13]．アザチオプリンの服用については nucleoside diphosphate-linked moiety X-type motif 15（*NUDT15*）遺伝子多型がその代謝に影響を及ぼすことが報告されている．*NUDT15* はチオプリンの最終代謝酵素であり，その遺伝子多型による機能の変化が服用開始後早期に発現する重度の急性白血球減少と全脱毛に関連することが明らかとなっている．日本では，2019年2月より *NUDT15* 遺伝子多型検査が保険承認となっており，初めてチオプリン製剤の投与を考慮する患者に対しては，チオプリン製剤による治療を開始する前に本検査を施行し，*NUDT15* 遺伝子型を確認の上でチオプリン製剤の適応を判断することが推奨されている[14] **表7-3** ．

◆　アザチオプリン（イムラン®，アザニン®）内服　　50～100mg/日　分1

JCOPY 498-14054

◆ 6-MP (ロイケリン®)　　　　　　内服　30〜50mg/日　分1

D) 生物学的製剤および JAK 阻害薬

　抗 TNFα 抗体製剤，ウステキヌマブ，ベドリズマブ，リサンキズマブ，ウパダシチニブの使い分けや選択の基準については定まっていない．筆者ははじめにクローン病の疾患活動性で判断し，活動性が重症である症例や入院症例に対してはインフリキシマブを優先順位の上位に位置付ける．疾患活動性が中等症である場合には，共同意思決定（SDM: shared decision making）を用いて薬剤選択を患者と一緒に考える．この際，自作の 表7-4 を参照し，生物学的製剤の既往，狭窄および瘻孔病変の有無，肛門病変の有無，腸管外合併症の有無などを考慮し，生物学的製剤の優先順位を提示している．即答は避けいったん持ち帰って検討いただくようにしている．

インフリキシマブ

　中等症から重症のクローン病に対するファーストバイオとしての有効性を評価したネットワークメタ解析では，寛解導入においてインフリキシマブが最も有効であるとされている[15]．インフリキシマブはキメラ型抗体製剤であり，マウス由来の成分が含まれており，中和抗体が産生されやすい．そのため免疫調節薬の併用は中和抗体産生の軽減につながり，治療効果の向上と投与時反応の軽減に寄与する．SONIC 試験では，インフリキシマブと免疫調節薬併用群，インフリキシマブ単独群，免疫調節薬単独群で治療効果（26 週，50 週後のステロイドフリーの寛解率）を比較したところ，併用群での寛解維持率がインフリキシマブ単独群，免疫調節薬単独群に比べて有意に高いことが報告された[16]．したがって，同薬を導入する場合には免疫調節薬の併用が推奨されている．さらに，免疫調節薬併用のタイミングはより早期の導入が望ましい[17]．筆者は前投薬投与を行っていないが，点滴の中断を要するような infusion reaction 既往がある患者に対しては，抗ヒスタミン剤内服をインフリキシマブ投与当日まで 3〜5 日間行っている．

◆ **インフリキシマブ (レミケード®, インフリキシマブ BS®) 点滴静注**
　　(導入量) 1 回量 5mg/kg・初回，2 週後，6 週後，
　　(維持量) 1 回量 5mg/kg・8 週間隔

　体重 1kg 当たり 5mg を 1 回の投与量とし点滴静注する．初回投与後，2 週，6 週に投与し，以後 8 週間の間隔で投与を行う．infusion reaction に注意しながら 1〜2 時間かけて点滴静注する．なお，6 週の投与以後，効果が減弱した場合には，投与量の増量または投与間隔の短縮が可能である．投与量を増量する場合は，体重 1kg 当たり

表7-4 クローン病　生物学的製剤・JAK 一覧

	レミケード（インフリキシマブ）	ヒュミラ（アダリムマブ）	エンタイビオ（ベドリズマブ）	ステラーラ（ウステキヌマブ）	スキリージ（リサンキズマブ）	リンヴォック（ウパダシチニブ）
作用機序	抗 TNFα 抗体		抗インテグリン抗体	抗 IL-12/23 抗体	抗 IL-23 抗体	JAK
抗体構造	キメラ抗体（ヒト 75%）	完全ヒト型抗体（ヒト 100%）	ヒト化抗体（ヒト>90%）	完全ヒト型抗体（ヒト 100%）	ヒト化抗体（ヒト>90%）	低分子化合物
投与方法	点滴（2 時間）	皮下注	点滴（30 分）	初回点滴・皮下注	3 回点滴・皮下注	内服
導入間隔	0-2-6 週	2 週	0-2-6 週	0-8 週	0-4-8 週	12 週・1 日 1 回
維持投与間隔	8 週	2 週	8 週	12 週	8 週	1 日 1 回
投与場所	病院	自宅	病院	病院	病院	自宅
効果発現・速さ	>>>	>>	>	>	>	>>>
Infusion reaction	あり	ほぼない	少ない	ほぼない	ほぼない	該当せず
免疫調節薬併用	推奨	不要	不要	不要	不要	併用不可
倍量・期間短縮	倍量 or 4 週	倍量（or 毎週・適用外）	なし	8 週	なし（2 回点滴レスキュー可）	なし
注意すべき副作用	逆説的反応・乾癬，薬剤性ループス		特になし	特になし	特になし	帯状疱疹・CK 上昇
禁忌事項（重篤な感染症，活動性結核は共通）	脱髄疾患，うっ血性心不全		「重篤な感染症，活動性結核」は禁忌項目にない			Hb<8g/dL，好中球<1000，リンパ数<500
狭窄病変	○	○	△	○	○	○
瘻孔病変	○	○	△	○	○	○
肛門病変・痔瘻	○	○	○	○	○	○
腸管外合併症	○	○	△	○	○	○
高齢者	○	○	◎	◎	○	△
国内承認	2002 年	2010 年	2019 年	2017 年	2022 年	2023 年

10mgを1回の投与量とすることができる. 投与間隔を短縮する場合は, 体重1kg当たり5mgを1回の投与量とし, 最短4週間の間隔で投与することができる.

アダリムマブ

中等症から重症のクローン病に対するファーストバイオとしての有効性を評価したネットワークメタ解析では, 寛解導入においてアダリムマブはインフリキシマブに次いで有効であるとされている[15]. 日本で行われたクローン病を対象としたアダリムマブ単独群とアダリムマブと免疫調節薬を併用した群の治療効果を比較したDIAMOND試験では, 主要評価項目である26週での臨床的寛解率は, 単剤療法群 (71.8%) と併用群 (68.1%) で差はみられなかった. しかし, 併用群で26週目の内視鏡治癒率が高く, 抗アダリムマブ抗体産生の発現率が低い傾向にあることが示された (13.2% vs 4.0%)[18]. したがって, アダリムマブに対する免疫調節薬の併用は一部の症例において有効である可能性があることから, 個々の患者の抗製剤抗体出現のリスクを考慮し免疫調節薬の併用を検討すべきであると考える. 80mgの2週間隔で効果が不十分な場合, 保険適用外使用であるが, 40mg週1回投与が奏効する患者を経験するため他剤にスイッチする前に試すことをお勧めしたい.

> ◆ **アダリムマブ (ヒュミラ®, アダリムマブ BS®) 皮下注**
> **(導入量) 1回量 160mg/body・初回, 80mg/body・2週間後,**
> **(維持量) 1回量　40mg/body・2週間隔**
>
> 初回に160mgを, 初回投与2週間後に80mgを皮下注射する. 初回投与4週間後以降は, 40mgを2週に1回, 皮下注射する. なお, 効果が減弱した場合には1回80mgに増量できる.

ウステキヌマブ

IBDの病態に関与していると考えられているIL-12, IL-23の共通構成タンパクであるp40に対する抗体製剤であり, IL-12, IL-23の作用を阻害することにより炎症を抑制する. 2017年にクローン病, 2020年に潰瘍性大腸炎に対して保険適用が得られている. 中等症から重症のクローン病に対するセカンドバイオとしての有効性を評価したネットワークメタ解析では, 寛解導入においてウステキヌマブが最も有効であるとされている[15]. 寛解維持効果に関しては, 抗TNFα抗体製剤 naïve のみならず, TNF failure においても効果減弱の発生が比較的少ない[19]. ウステキヌマブと免疫調節薬併用に関する解析が行われた3つのランダム化比較試験を含む計15研究によるメタ解析では, ウステキヌマブ単独治療と免疫調節薬の併用に有意

差はみられなかった (オッズ比 1.1, 95% CI 0.87-1.38)[20].

ウステキヌマブの好適症例は疾患活動性が中等症であり, ファーストバイオ, セカンドバイオの双方で有効であり, 免疫調節薬の併用は現時点では不要と考える. 寛解導入後2投目が8週間後であり, 維持投与間隔が通常12週であることから利便性にすぐれており, 安全性においてはベドリズマブに次いで評価されている[21]. 利便性と安全性のバランスのとれた生物学的製剤であると評する. 筆者は8週間隔で維持投与を行い, 粘膜治癒が得られるなど改善した場合に12週間隔に延長している.

◆ ウステキヌマブ (ステラーラ®)

(導入量) 1回量 260mg or 390mg or 520mg/body・点滴静注・初回,
(維持量) 1回量　90mg/body・皮下注・8週後, 以降12週間隔

導入療法の初回に, 患者体重に応じて以下に示す用量を単回点滴静注する.
(55kg以下 260mg, 55kgを超える85kg以下 390mg, 85kgを超える 520mg)
8週後に90mgを皮下投与し, 以降は12週間隔で90mgを皮下投与する. なお, 効果が減弱した場合には, 投与間隔を8週間に短縮できる.

ベドリズマブ

ベドリズマブは腸管に選択的に作用するヒト化抗ヒトα4β7インテグリンモノクローナル抗体であり, α4β7インテグリンとMAdCAM-1が接着することを阻害し, Tリンパ球が腸管へ移動することを抑制し炎症を軽減させる. 2018年に潰瘍性大腸炎, 2019年にクローン病に対して保険適用が得られている. 腸管選択性の薬剤ゆえに安全性においてもっともすぐれている[21]. しかし, その反面腸管外合併症を有するIBD患者に対しての使用は推奨されていない[22]. 中等症から重症のクローン病を対象とした研究では, 抗TNFα抗体製剤naïve患者に比して抗TNFα抗体製剤既往患者で有意に効果が乏しく, 疾患活動性が中等症に比して重症で有意に効果が乏しかった[23]. 日本で行われた中等症から重症のクローン病を対象としたランダム化比較試験においても, 抗TNFα抗体製剤naïveでは有効であったが, 抗TNFα抗体製剤既往患者においてはプラセボと有意差がみられなかった[24]. ベドリズマブと免疫調節薬併用に関する解析が行われた2つのランダム化比較試験を含む計9研究によるメタ解析では, ベドリズマブ単独治療と免疫調節薬の併用に有意差はみられなかった (オッズ比 0.84, 95% CI 0.53-1.33)[20].

好適症例は疾患活動性が中等症で腸管外合併症がなく, 抗TNFα抗体製剤既往に対しては分が悪いためファーストバイオとしての使用が望ましい. また, 安全性

JCOPY 498-14054

が高い特性から高齢者，担癌患者などのスペシャルシチュエーションにも対応可能な生物学的製剤である．

◆ ベドリズマブ（エンタイビオ®）
　（導入量）1 回量 300mg/body・点滴静注・初回，2 週後，6 週後，
　（維持量）1 回量 300mg/body・点滴静注・8 週間隔，もしくは，
　　　　　　1 回量 108mg/body・皮下注・2 週間隔

1 回 300mg を点滴静注する．初回投与後，2 週，6 週に投与し，以降 8 週間隔で点滴静注する．点滴静注製剤を 2 回以上投与し治療反応が認められた場合に，点滴静注製剤の次の投与予定日から皮下注射製剤に切り替えることができる．

リサンキズマブ

　リサンキズマブは，IL-23 の p19 サブユニットに結合することにより IL-23 を選択的にブロックする IL-23 阻害薬であり，2022 年 9 月に中等症から重症の活動期クローン病の治療薬として，尋常性乾癬，関節症性乾癬，膿疱性乾癬，乾癬性紅皮症に続いて国内で 5 番目の適応症を取得した．クローン病の発症初期には IL-12 が，活動期には IL-23 が関与しているとされている[25]．IL-23 は Th17 細胞を活性化させ，炎症性サイトカインの産生を促すことで IBD を悪化させる．*in vitro* におけるIL-23 に対する結合親和性および結合反応速度の検討では，ウステキヌマブに比してリサンキズマブが IL-23 とより安定した免疫複合体を形成し，IL-23 に対する高い結合親和性を有することを示している[26]．なお，溶解液に関しては，5%ブドウ糖液を用いる．

◆ リサンキズマブ（スキリージ®）
　（導入量）1 回量 600mg/body・点滴静注・初回，4 週後，8 週後，
　（維持量）1 回量 360mg/body・皮下注・8 週間隔

通常，成人にはリサンキズマブ（遺伝子組換え）として，600mg を 4 週間隔で 3 回（初回，4 週，8 週）点滴静注する．なお，リサンキズマブ（遺伝子組換え）の皮下投与用製剤による維持療法開始 16 週以降に効果が減弱した場合，1200mg を単回点滴静注することができる．
リサンキズマブ（遺伝子組換え）の点滴静注製剤による導入療法終了 4 週後から，通常，成人にはリサンキズマブ（遺伝子組換え）として 360mg を 8 週間隔で皮下投与する．

ウパダシチニブ

　経口低分子ヤヌスキナーゼ阻害薬であるウパダシチニブは，2023年にクローン病に対して初めてのJAK阻害薬として保険承認された．

　寛解導入療法試験（U-EXCEEDおよびU-EXCEL）では，12週時の臨床的寛解率はウパダシチニブ45mg群でそれぞれ40％および51％であったのに対し，プラセボ群では14％および22％であり，12週時の内視鏡的改善率はウパダシチニブ45mg群でそれぞれ35％および46％であったのに対し，プラセボ群では4％および13％であった．維持療法試験（U-ENDURE）では，52週時の臨床的寛解率はウパダシチニブ15mg群および30mg群でそれぞれ36％および46％であったのに対し，プラセボ群では14％であり，52週時の内視鏡的改善率はウパダシチニブ15mg群および30mg群でそれぞれ28％および40％であったのに対し，プラセボ群では7％であった．

　FDA（アメリカ食品医薬品局）は，1種類以上の抗TNFα抗体製剤の効果不十分例もしくは不耐例に対してウパダシチニブを使用することを推奨している．

◆　ウパダシチニブ（リンヴォック®）内服
　（導入量）45mg/日　分1，（維持量）15〜30mg/日　分1
　　導入療法では，通常，成人にはウパダシチニブとして45mgを1日1回12週間経口投与する．
　　維持療法では，通常，成人にはウパダシチニブとして15mgを1日1回経口投与する．なお，患者の状態に応じて30mgを1日1回投与することができる．

E）経腸栄養療法

　活動期のクローン病に対する経腸栄養療法の寛解導入効果は，副腎皮質ステロイドと比べるとやや劣ることがメタ解析で示されている[27]．一方，日本からは成分栄養剤による経腸栄養療法は副腎皮質ステロイドと比べ寛解導入率が高く，特に腸管病変の改善に優れているとの報告があり[28]，本邦におけるクローン病の治療指針には寛解導入治療の選択肢として示されている．経腸栄養療法は安全面に優れているが，受容性の面で治療継続が困難な場合もある．経腸栄養療法はクローン病に対する寛解導入効果だけでなく，寛解維持にも有効である．総摂取カロリーの半分を成分栄養剤で摂取すると，寛解維持効果が高いことが報告されている．抗TNFα抗体製剤と経腸栄養療法の併用による寛解維持効果を検討したメタ解析では，臨床的寛解もしくは臨床的有効率は，経腸栄養併用群70.5％，非併用群53.8％であり，オッズ比（95％CI）は，fixed effects model（固定効果モデル）では2.23

(1.60-3.10), random effects model（ランダム効果モデル）では 2.19（1.49-3.22）であり，経腸栄養療法の併用により抗 TNF α 抗体製剤の寛解維持効果が高まった[29]．抗 TNF α 抗体製剤と 600 〜 900kcal/ 日以上の経腸栄養剤の併用は有用である．

クローン病では食事脂肪を制限するためエレンタール®を用いた栄養療法が行われている．エレンタール®は脂肪が 0.6％しか含有されていないことから，エレンタールを単独で用いる場合には，10 〜 20％脂肪乳剤 200 〜 500mL を週 1 〜 2 回点滴静注し，必須脂肪酸欠乏症の防止をはかる必要がある．エレンタール®には 10 種類のフレーバーがついている．

◆ エレンタール（成分栄養剤）　　600 〜 900mL/ 日（600 〜 900kcal）

❗ 5. 薬剤の副作用，相互作用，合併症，その対策

A) 抗 TNF α 抗体製剤起因性ループス

薬剤誘発性ループスは，薬剤の投与が原因となり自己抗体の出現や関節痛，皮膚症状などを呈する症候群であり，該当薬剤の中止により症状の改善が得られるとされている．薬剤誘発性ループスの診断基準は明確に示されておらず，全身性エリテマトーデス（SLE）の診断基準を当てはめることが多い．2019 年に米国リウマチ学会／欧州リウマチ学会から新しい分類基準が発表されており[30]，筆者は薬剤誘発性ループスの診断にこちらの診断基準を用いている．Hani らは，抗 TNF α 抗体製剤による薬剤誘発性ループスの診断基準として，①薬剤の投与と臨床症状が関連していること，②SLE の診断基準のうち少なくとも 1 つの血清学的基準を満たすこと（抗核抗体，抗 dsDNA 抗体など），③SLE の診断基準のうち少なくとも 1 つの非血清学的基準を満たすこと（関節炎，漿膜炎，血液所見，頬部発疹など），としている[31]．薬剤誘発性ループスでは，抗核抗体と抗 dsDNA 抗体の陽性率がきわめて高いことから[32]，筆者は，抗 TNF α 抗体製剤を導入する患者に対して，導入前にコントロールとしてこの 2 つの項目のチェックを行っている．

治療に関しては，基本的に薬剤を中止することで症状は改善する．しかし，抗 TNF α 抗体製剤を中止することで改善する関節炎がある一方で，他部位の関節炎が悪化もしくは新規発生することがある．薬剤誘発性ループスと腸性関節痛・関節炎がオーバーラップすることがあることに注意したい．

B) 逆説的乾癬（paradoxical psoriasis）

抗 TNF α 抗体製剤投与中に乾癬様皮疹や掌蹠膿疱症を誘発することがあり，逆

説的反応（paradoxical reaction）と呼ばれる．抗 TNFα 抗体製剤は，湿疹状および乾癬状の皮膚発疹の発症と関係していることが報告されている[33]．抗 TNFα 抗体製剤は乾癬の治療に用いられるにも関わらず，ときとして投与中に乾癬様の皮疹の誘発をみることから，そのパラドキシカルな作用が注目されている．Tillack らの抗 TNFα 抗体製剤で治療された IBD 434 例の報告では，4.8％において抗 TNFα 抗体製剤により乾癬様皮膚病変をきたした[34]．Pugliese らの報告では抗 TNFα 抗体製剤で治療された IBD 839 例において，逆説的乾癬の発症は 100 人年あたり 5 例であった[35]．これら 2 つの研究においてともに喫煙が逆説的乾癬発症の危険因子とされ，後者の研究では免疫調節薬の併用が発症リスクを軽減させた[34,35]．

逆説的乾癬に対する治療に関しては，64％が局所療法のみで軽快し，追加治療や抗 TNFα 抗体製剤の中止を必要とされなかった[35]．Wollina らの報告では，およそ 40％の患者が抗 TNFα 抗体製剤を継続しながら外用治療を行われ，その全例において症状が寛解もしくは改善しており，必ずしも抗 TNFα 抗体製剤を中止する必要はないとしている[36]．したがって，抗 TNFα 抗体製剤による逆説的乾癬に対する治療方針に関しては，皮膚症状の程度と原病の重症度を勘案し検討する必要がある．また，抗 TNFα 抗体製剤の変更や局所療法で改善がみられなかった症例に対しては，ウステキヌマブが導入され，全例が改善を認めている[34]．我々もインフリキシマブによる逆説的乾癬と腸管外合併症である腸性関節炎に対してウステキヌマブが有効であったクローン病の症例を経験した[37]．

C）免疫調節薬による副作用，合併症

潰瘍性大腸炎「免疫調節薬による副作用，合併症」の項を参照（p.95）．

D）B 型肝炎ウイルス感染者

潰瘍性大腸炎「B 型肝炎ウイルス感染者」の項を参照（p.96）．

E）結核

潰瘍性大腸炎「結核」の項を参照（p.99）．

F）EB ウイルス

潰瘍性大腸炎「EB ウイルス」の項を参照（p.99）．

G）ニューモシスチス肺炎

潰瘍性大腸炎「ニューモシスチス肺炎」の項を参照（p.100）．

H）ワクチン接種

潰瘍性大腸炎「ワクチン接種」の項を参照（p.100）．

I）妊娠

潰瘍性大腸炎「妊娠」の項を参照（p.101）．

JCOPY 498-14054

▶6. 治療のコツ，最新の知見

A) クローン病の上部消化管病変

　クローン病の上部消化管病変に対する治療のエビデンスはないが，活動性炎症性病変には，プロトンポンプ阻害薬（PPI），ステロイド剤，チオプリン製剤，インフリキシマブが有効だったとする報告がある[38]．また本邦では，メサラジン製剤の粉砕投与の有効性に関する報告がある[39]．胃十二指腸狭窄をきたす場合があるため，可能な限り上部病変の screening も行うことが望ましい．浮腫性狭窄が疑われる場合には，PPI，ステロイド剤，チオプリン製剤，生物学的製剤の投与を検討し，線維性狭窄が疑われる場合には，内視鏡的バルーン拡張術または手術（胃空腸吻合術，狭窄形成術）を検討する．

B) 担癌患者

　現在，日本人の2人に1人が生涯で癌になると言われており，担癌，癌既往患者に対する免疫抑制系薬剤，特に生物学的製剤の使用については喫緊の課題である．免疫抑制系薬剤の癌発生リスクに関しては，免疫調節薬は発がんリスクを高めるが，抗 TNFα 抗体製剤は発がんリスクを上げないと言われている．また，癌の病歴のある IBD 患者では，免疫抑制剤を投与されているかどうかに関係なく，癌を発症したことがない IBD 患者と比較して，新たな癌または再発癌を発症するリスクが2倍になる．癌種によりリスクが異なり，膀胱癌，メラノーマおよび非メラノーマ皮膚癌，腎細胞癌，骨髄腫，肉腫が high risk 群に分類されている[40]．ECCO guideline/consensus では，悪性腫瘍の治療が終了するまでは免疫抑制療法は控えるべきであり，癌治療の完了後も2年間は IBD に対する免疫抑制療法の再開を遅らせることを検討する必要があるとしている[40]．しかしながら，免疫抑制療法の長期間の休薬は IBD の再燃リスクを高め，クローン病においては狭窄，瘻孔など病状の進行が懸念されるため可能であれば休薬も短期間にとどめておきたいところである．最近，担癌患者に対する生物学的製剤および JAK 阻害薬の中止に関する報告がなされた．細胞毒性化学療法を実施する場合および転移巣を認める場合を除き，生物学的製剤および JAK 阻害薬の投与継続を推奨すること，細胞毒性化学療法を実施する場合および転移巣を認める場合であってもベドリズマブだけは投与継続が可能であると述べている[21]．また，高齢者 IBD に対する抗 TNFα 抗体製剤，ベドリズマブ，ウステキヌマブの後方視的コホート研究に対するメタ解析では，ベドリズマブとウステキヌマブにおいて悪性腫瘍の合併が有意に多かった．悪性腫瘍のリスクが高い患者に対して，安全性のプロファイルからこれら2剤が選択されやすいといった選択バイアスが生じている可能性が指摘されている[41]．

C) チオプリン製剤の離脱

　チオプリン製剤の適切な投与期間と離脱のタイミングについては controversial である．AZA 中止後の IBD の寛解維持率は，1 年で 63%，3 年で 34%，5 年で 25% であった[42]．クローン病患者 157 例のうち，臨床的寛解を達成した後に AZA/6-MP を中止した 42 例の再燃発生率は，1 年で 38%，3 年で 61%，5 年で 75% であった．また，中止群においてチオプリン製剤の投与期間が 4 年未満であった場合には継続群に比して有意に 2 年間の再燃率が高いが，投与期間が 4 年以上であった症例において中止後 2 年の再燃率は継続群と差がみられなかった．したがって，チオプリン製剤の適切な投与期間としては，4 年以上が推奨される[43]．インフリキシマブとチオプリン製剤の併用療法におけるチオプリン製剤の離脱のタイミングに関していくつか報告されている．6 カ月以上の併用期間を経て臨床的寛解達成後に免疫調節薬を中止した中止群と免疫調節薬を継続した継続群のランダム化比較試験では，継続群と中止群とでは再燃率に有意差はみられなかったことから，6 カ月以上の免疫調節薬の併用が望ましいとしている[44]．また，同じく 6 カ月以上のインフリキシマブとチオプリン製剤の併用期間を経て臨床的寛解達成後にチオプリン製剤を中止した後ろ向きの単施設の検討では，多変量解析による再燃の予測因子は併用期間 27 カ月以下（ハザード比 7.46, 95% CI 1.64-33.85），チオプリン製剤離脱時の CRP > 0.5mg/dL（ハザード比 4.79, 95% CI 1.52-15.10）であった[45]．強力な免疫調節薬による治療を，おそらく長期的に継続することは好ましくなく，IBD 患者における免疫調節薬の治療の中止は，病歴や病状などを考慮して個別に決定する必要があると考える．筆者の場合には，患者側からチオプリン製剤の中止希望があった際に，チオプリン製剤導入から 4 年経過し，粘膜治癒を達成していれば離脱を検討している．また，ウステキヌマブやベドリズマブの導入時に免疫調節薬が投与されている患者に関しては免疫調節薬を中止せずしばらく継続し，粘膜治癒を達成した段階で患者希望があればその段階で免疫調節薬を離脱している．

D) 生物学的製剤の離脱について

　生物学的製剤の離脱基準や条件について現時点では controversial であり，現時点では抗 TNF α 抗体製剤の検討のみである．休薬，離脱の是非は，有効性だけでなく長期投与に対する負の側面（安全性や医療コスト，患者の治療疲弊など）を総合的に判断する必要がある．

　インフリキシマブと免疫調節薬を最低 1 年投与されたクローン病症例において，少なくとも 6 カ月間のステロイドフリー臨床的寛解を達成した後にインフリキシマブを離脱した前向きの研究では（STORI study），1 年後には 43.9% が再燃し，男性，手術歴，貧血，CRP 高値や便中カルプロテクチン高値などが再燃のリスク因子で

あったと報告されている[46]．後ろ向き試験による多数の検討が行われており，寛解期に抗 TNF α 抗体製剤を休薬した場合，概ね約 20 ～ 40％の症例が休薬後 1 年で再燃すると報告されている[47-50]．休薬後の免疫調節薬による維持が再燃予防のために有用であるとの報告も少数散見される[49, 50]．

■参考文献

難治性炎症性腸管障害に関する調査研究班　令和 4 年度分担研究報告書. 潰瘍性大腸炎・クローン病　診断基準・治療指針　令和 4 年改訂版.

1) Sandborn WJ. Crohn's disease evaluation and treatment: clinical decision tool. Gastroenterol. 2014; 147: 702-75.
2) Torres J, et al. Crohn's disease. Lancet. 2017; 389: 1741-55.
3) Lim WC, et al. Aminosalicylates for induction of remission or response in Crohn's disease. Cochrane Database Syst Rev. 2016; 7: CD008870.
4) Hanauer SB, et al. Oral Pentasa in the treatment of active Crohn's disease: A meta-analysis of double-blind, placebo-controlled trials. Clin Gastroenterol Hepatol. 2004; 2: 379-88.
5) Coward S, et al. Comparative effectiveness of mesalamine, sulfasalazine, corticosteroids, and budesonide for the induction of remission in Crohn's disease: A bayesian network meta-analysis: Republished. Inflamm Bowel Dis. 2017; 23: 461-72.
6) Akobeng AK, et al. Oral 5-aminosalicylic acid for maintenance of medically-induced remission in Crohn's disease. Cochrane Database Syst Rev. 2016; 9: CD003715.
7) Gjuladin-Hellon T, et al. Oral 5-aminosalicylic acid for maintenance of surgically-induced remission in Crohn's disease. Cochrane Database Syst Rev. 2019; 6: CD008414.
8) Benchimol EI, et al. Traditional corticosteroids for induction of remission in Crohn's disease. Cochrane Database Syst Rev. 2008; 2008: CD006792.
9) Steinhart AH, et al. Corticosteroids for maintenance of remission in Crohn's disease. Cochrane Database Syst Rev. 2003; (4): CD000301.
10) Gomollón F, et al. 3rd European evidence-based consensus on the diagnosis and management of Crohn's disease 2016: Part 1: Diagnosis and medical management. J Crohns Colitis. 2017; 11: 3-25.
11) Rezaie A, et al. Budesonide for induction of remission in Crohn's disease. Cochrane Database Syst Rev. 2015; 2015: CD000296.
12) Peyrin-Biroulet L, et al. Azathioprine and 6-mercaptopurine for the prevention of postoperative recurrence in Crohn's disease: a meta-analysis. Am J Gastroenterol. 2009; 104: 2089-9.
13) Chatu S, et al. The role of thiopurines in reducing the need for surgical resection in Crohn's disease: a systematic review and meta-analysis. Am J Gastroenterol. 2014; 109: 23-34.
14) Kakuta Y, et al. NUDT15 codon 139 is the best pharmacogenetic marker for predicting thiopurine-induced severe adverse events in Japanese patients with inflammatory bowel disease: a multicenter study. J Gastroenterol. 2018; 53: 1065-78.
15) Singh S, et al. Systematic review and network meta-analysis first- and second-line biologic therapies for moderate-severe Crohn's disease. Aliment Pharmacol Ther. 2018;

7
クローン病

48: 394-409.

16) Colombel JF, et al. Infliximab, azathioprine, or combination therapy for Crohn's disease. N Engl J Med. 2010; 362: 1383-95.

17) van Schaik T, et al. Influence of combination therapy with immune modulators on anti-TNF trough levels and antibodies in patients with IBD. Inflamm Bowel Dis. 2014; 20: 2292-8.

18) Matsumoto T, et al. Adalimumab monotherapy and a combination with azathioprine for Crohn's disease: A prospective, randomized trial. J Crohns Colitis. 2016; 10: 1259-66.

19) Sandborn WJ, et al. Five-year efficacy and safety of ustekinumab treatment in Crohn disease the IM-UNITI trial. Clin Gastroenterol Hepatol. 2022; 20: 578-90.

20) Yzet C, et al. No benefit of concomitant immunomodulator therapy on efficacy of biologics that are not tumor necrosis factor antagonists in patients with inflammatory bowel diseases a meta-analysis. Clin Gastroenterol Hepatol. 2021; 19: 668-79.

21) Click B, et al. A practical guide to the safety and monitoring of new IBD therapies. Inflamm Bowel Dis. 2019; 25: 831-42.

22) Greuter T, et al. Emerging treatment options for extraintestinal manifestations in IBD. Gut. 2021; 70: 796-802.

23) Dulai PS, et al. The Real-world effectiveness and safety of vedolizumab for moderate-severe Crohn's disease results from the US VICTORY Consortium. Am J Gastroenterol. 2016; 111: 1147-55.

24) Watanabe K, et al. Effects of vedolizumab in Japanese patients with Crohn's disease a prospective, multicenter, randomized, placebo-controlled Phase 3 trial with exploratory analyses. J Gastroenterol. 2020; 55: 291-306.

25) Eftychi C, et al. Temporally distinct functions of the cytokines IL-12 and IL-23 drive chronic colon inflammation in response to intestinal barrier impairment. Immunity. 2019; 51: 367-80.

26) Zhou L, et al. A non-clinical comparative study of IL-23 antibodies in psoriasis. MAbs. 2021; 13: 1964420.

27) Zachos M, et al. Enteral nutritional therapy for induction of remission in Crohn's disease. Cochrane Database Syst Rev. 2007; (1): CD000542.

28) Okada M, et al. Controlled trial comparing an elemental diet with prednisolone in the treatment of active Crohn's disease. Hepatogastroenterology. 1990; 37: 72-80.

29) Hirai F, et al. Efficacy of enteral nutrition in patients with Crohn's disease on maintenance anti-TNF-alpha antibody therapy a meta-analysis. J Gastroenterol. 2020; 55: 133-41.

30) Aringer M, et al. 2019 European League against rheumatism/American College of Rheumatology Classification Criteria for systemic lupus erythematosus. Arthritis Rheumatol. 2019; 71: 1400-12.

31) Almoallim H, et al. Anti-tumor necrosis factor-α induced systemic lupus erythematosus. Open Rheumatol J. 2012; 6: 315-9.

32) Subramanian S, et al. Characterization of patients with infliximab-induced lupus erythematosus and outcomes after retreatment with a second anti-TNF agent. Inflamm Bowel Dis. 2011; 17: 99-104.

33) Rahier JF, et al. Severe skin lesions cause patients with inflammatory bowel disease to discontinue anti-tumor necrosis factor therapy. Clin Gastroenterol Hepatol. 2010; 8: 1048-55.

JCOPY 498-14054

34) Tillack C, et al. Anti-TNF antibody-induced psoriasiform skin lesions in patients with inflammatory bowel disease are characterised by interferon-γ-expressing Th1 cells and IL-17A/IL-22-expressing Th17 cells and respond to anti-IL-12/IL-23 antibody treatment. Gut. 2014; 63: 567-77.

35) Pugliese D, et al. Paradoxical psoriasis in a large cohort of patients with inflammatory bowel disease receiving treatment with anti-TNF alpha: 5-year follow-up study. Aliment Pharmacol Ther. 2015; 42: 880-8.

36) Wollina U, et al. Tumor necrosis factor-alpha inhibitor-induced psoriasis or psoriasiform exanthemata: first 120 cases from the literature including a series of six new patients. Am J Clin Dermatol. 2008; 9: 1-14.

37) Matsumoto S, et al. Efficacy of ustekinumab against infliximab-induced psoriasis and arthritis associated with Crohn's disease. Biologics. 2018; 12: 69-73.

38) Ando Y, et al. Infliximab for severe gastrointestinal bleeding in Crohn's disease. Inflamm Bowel Dis. 2009; 15: 483-4.

39) 長又博之, 他. Mesalazine 粉末の投与により胃病変の改善をみたクローン病の 1 例. 日消誌. 2000; 97: 1261-6.

40) Annese V, et al. European evidence-based consensus: Inflammatory bowel disease and malignancies. J Crohns Colitis. 2015; 9: 945-65.

41) Hahn GD, et al. Safety of biological therapies in elderly inflammatory bowel diseases: A systematic review and meta-analysis. J Clin Med. 2022; 11: 4422.

42) Fraser AG, et al. The efficacy of azathioprine for the treatment of inflammatory bowel disease: a 30 year review. Gut. 2002; 50: 485-9.

43) Bouhnik Y, et al. Long-term follow-up of patients with Crohn's disease treated with azathioprine or 6-mercaptopurine. Lancet. 1996; 347: 215-9.

44) Van Assche G, et al. Withdrawal of immunosuppression in Crohn's disease treated with scheduled infliximab maintenance: a randomized trial. Gastroenterology. 2008; 134: 1861-8.

45) Oussalah A, et al. Predictors of infliximab failure after azathioprine withdrawal in Crohn's disease treated with combination therapy. Am J Gastroenterol. 2010; 105: 1142-9.

46) Louis E, et al. Maintenance of remission among patients with Crohn's disease on antimetabolite therapy after infliximab therapy is stopped. Gastroenterology. 2012; 142: 63-70.

47) Gisbert JP, et al. Systematic review: factors associated with relapse of inflammatory bowel disease after discontinuation of anti-TNF therapy. Aliment Pharmacol Ther. 2015; 42: 391-405.

48) Kennedy NA, et al. Relapse after withdrawal from anti-TNF therapy for inflammatory bowel disease: an observational study, plus systematic review and meta-analysis. Aliment Pharmacol Ther. 2016; 43: 910-23.

49) Casanova MJ, et al. Evolution after anti-TNF discontinuation in patients with inflammatory bowel disease: A multicenter follow-up study. Am J Gastroenterol. 2017; 112: 120-31.

50) Fiorino G, et al. Discontinuation of infliximab in patients with ulcerative colitis is associated with increased risk of relapse: a multinational retrospective cohort study. Clin Gastroenterol Hepatol. 2016; 14: 1426-32.

8 過敏性腸症候群

▶ 1. 疾患の概要

　過敏性腸症候群（IBS: irritable bowel syndrome）は，器質的疾患を認めないにもかかわらず，慢性的に腹痛や便秘あるいは下痢などの便通異常を伴う消化管の機能性疾患である．

　Lovell らによる世界中 80 本の論文 26 万人以上の検討によると，IBS の有病率は11.2％であった[1]．日本における IBS の有病率は，2008 年の Miwa によるインターネット調査では 13.1％であり[2]，2011 年の Kubo らの検診受診者の調査では 13.5％と報告されている[3]．有病率の男女差は海外では女性が 1.9 倍多く[4]，本邦の報告では，Kubo らは 1.56 倍[3]，Kanazawa らは 1.2 倍[5]，Kumano らは 1.7 倍といずれも女性の方が多いと報告している[6]．年齢に関しては，Lovell らの報告では有意差はないものの年齢とともに有病率は低下する傾向があり，Kumano らの一般人口を対象とした調査では男女とも 40 歳代以降有病率が減少する傾向があり，Miwa によるインターネット調査でも男女とも年代とともに有病率が低下しており，海外の結果と合致する．

　IBS の分類に関しては，Rome Ⅲ基準を満たす IBS 患者において 2 つ報告があり，1 つ目は下痢型 25.6％，便秘型 29.6％，混合型 44.8％[7]，もう 1 つは下痢型 23.1％，便秘型 22.2％，混合型 49.8％，分類不能型 4.9％であった[8]．Miwa らの本邦の報告では男女間で相違があり，男性では，下痢型 47％，便秘型 9％，混合型 44％，女性では，下痢型 17％，便秘型 34％，混合型 49％と男性では下痢型が優位，女性では便秘型が優位であった[3]．Rome Ⅳ基準を満たす欧米の IBS 患者においては，下痢型 35.0％，便秘型 28.5％，混合型 31.0％であった[9]．

　IBS は消化管運動異常のみならず，抑うつや不安などの心理的要因の影響も関与することがあり，多角的な治療やアプローチを要する．

JCOPY 498-14054

▶ 2. 鑑別疾患

　2016 年に発表された Rome IV では，IBS の診断基準は「腹痛が，診断の 6 カ月以上前に始まり，最近 3 カ月のなかで 1 週間につき少なくとも 1 日以上みられる．なおかつ，①排便に関連する，②排便頻度の変化に関連する，③便性状の変化に関連する，のうち 2 項目以上を満たす」とされた 表8-1 ．IBS は便性状，すなわち硬便と水様便の頻度の割合から便秘型（IBS-C），下痢型（IBS-D），混合型（IBS-M），分類不能型（IBS-U）に亜分類される． 図8-1 に IBS 診断のアルゴリズムを示す．このアルゴリズムに沿って診断を行う．

A）警告症状・徴候

　便秘，下痢，腹痛が比較的長期にわたり存在するものは IBS である可能性があるが，器質的疾患，特に大腸癌の除外のために警告症状・徴候（アラームサイン）に注意を払わなければいけない[4] 表8-2 ．本邦の機能性消化管疾患診療ガイドライン 2020 では，発熱，関節痛，血便，6 カ月以内の予期せぬ 3 kg 以上の体重減少，異常な身体所見（腹部腫瘤の触知，腹部の波動，直腸指診による腫瘤の触知・血液の付着）などを警告症状としている．丁寧な病歴聴取と診察が必要とされる．

B）危険因子の除外

　危険因子は，50 歳以上での発症，大腸器質的疾患の既往歴または家族歴を有するなどである．アラームサインを 1 つでも満たす場合や，この時点で患者が消化管精密検査を希望する場合には精査を行う．

表8-1 IBS の Rome IV診断基準

- ■腹痛が
- ■最近 3 カ月のなかの 1 週間につき少なくとも 1 日以上を占め
- ■下記の 2 項目以上の特徴を示す
  - （1）排便に関連する
  - （2）排便頻度の変化に関連する
  - （3）便形状（外観）の変化に関連する

＊最近 3 カ月間は基準を満たす
少なくとも診断の 6 カ月以上前に症状が出現
(Lacy BE, et al. Gastroenterology. 2016; 150: 1397-1407)

現在国際的に最もよく使われている診断基準である．ただし，この基準には，IBS の消化器症状が，大腸癌と炎症性腸疾患を代表とする，「通常検査で検出される器質的消化器病によるものではない」という含意がある．したがって，具体的にどのような手順に基づいて IBS を診断するのが最も効率がよいかが臨床的には重要である．IBS では特殊な検査法を使えば，機能異常だけでなく，器質的異常を検出するのも可能である．あらゆる機能異常（心理的異常を含む）は，細胞レベルあるいは分子レベルの異常に基づくことが明らかになりつつある．したがって，「器質的病変がない」とは，検査の内容に依存する概念であることに注意が必要である．ここで言う通常検査とは，ガイドラインアルゴリズムにあげたような一般の医療機関で施行可能な検査を指す．

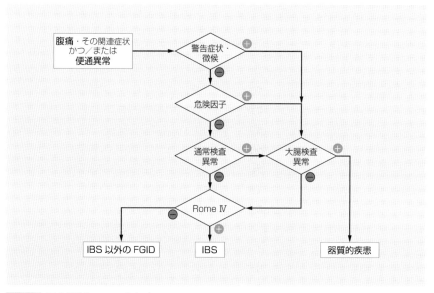

「日本消化器病学会. 機能性消化管疾患ガイドライン 2020　過敏性腸症候群（IBS）改訂第 2 版. p.xvi, 2020. 南江堂」より許諾を得て転載

表8-2 大腸癌除外のためのアラームサイン

- 50 歳以上での消化器症状発症
- 症状が進行性で重症
- 夜間にみられる腹部症状
- 持続性の下痢
- 血便，貧血

- 予期せぬ体重減少
- 繰り返す嘔吐
- 大腸癌の家族歴
- 発熱
- 身体診察での異常

(Talley NJ, et al. Lancet. 2002; 360: 555-64)[4]

C) 通常臨床検査異常

　一般血液検査，甲状腺機能，一般尿検査，便潜血検査，腹部 X 線写真を行う．便潜血陽性，貧血，低蛋白血症，炎症反応陽性のいずれかがあれば，大腸内視鏡検査もしくは大腸造影検査を行う．

D) 大腸検査

　大腸内視鏡検査の際に必要があれば大腸粘膜生検を行う．個別の症状，徴候，検査値に応じて，上部内視鏡検査，腹部超音波，便虫卵検査，便細菌検査，腹部 CT，小腸内視鏡（カプセル内視鏡，ダブルバルーン内視鏡），小腸造影，腹部 MRI などが鑑別診断のために必要なことがある．

　以上がすべて陰性であれば，機能性消化管疾患（functional gastrointestinal disorder: FGID) であり，Rome Ⅳ基準に基づいて IBS と診断する．

▶ 3. 治療内容

　診療ガイドラインでは，分類，症状，治療の反応性に応じて段階的治療を推奨しており，後述する3段階に分けて治療のステップアップを行う．

A) 第1段階 図8-2

　分類型を問わずに食事と生活習慣改善を指導する．下痢型，便秘型，混合型 / 分類不能型に分類し，消化管主体の治療を行う．まず，消化管運動機能調節薬，整腸剤，高分子重合体（ポリカルボフィルカルシウム）を投与する．下痢型にはセロトニン（5-HT$_3$）受容体拮抗薬を投与する．便秘型には粘膜上皮機能変容薬を投与する．まずは単剤が基本であるが，病状に応じて組み合わせて投与する．症例によっては漢方薬や抗アレルギー薬を投与する．これらの薬物の用量を調整しながら 4 ～ 8 週間継続し，改善がなければ第2段階に移る．

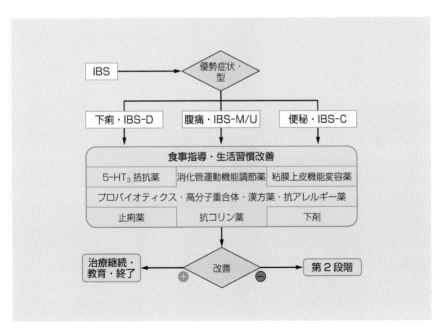

図8-2 IBS 治療のガイドライン：第1段階

「日本消化器病学会. 機能性消化管疾患ガイドライン 2020　過敏性腸症候群（IBS）改訂第2版. p.xx, 2020. 南江堂」より許諾を得て転載

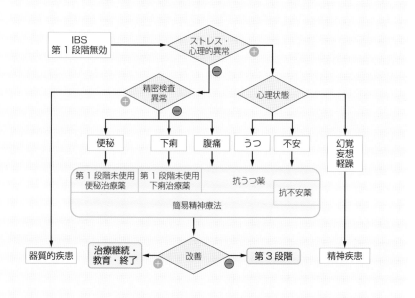

図8-3 IBS 治療のガイドライン: 第2段階

「日本消化器病学会. 機能性消化管疾患ガイドライン 2020　過敏性腸症候群（IBS）, 改訂第2版. p.xxi, 2020. 南江堂」より許諾を得て転載

B) 第2段階 図8-3

　第2段階においては，消化管主体の治療が無効もしくは効果不十分であったことを踏まえ，中枢機能の調整を含む治療を行う．第1段階の薬物療法との併用も可能である．まず，患者のストレスあるいは心理的異常が症状に関与するか否かを判断する．これらの関与が大きければ，うつが優勢であるのか不安が優勢であるのかを判断する．うつが優勢であれば抗うつ薬を用いる．不安が優勢であれば，抗不安作用を持つ抗うつ薬，非ベンゾジアゼピン系抗不安薬の 5-HT$_{1A}$ 受容体作動薬を用いる．一方，病態へのストレスもしくは心理的異常の関与が乏しいと判断されれば，必要に応じた精密検査を行い，確実に器質的疾患を再度除外する．第1段階で未使用であった便秘治療薬もしくは下痢治療薬を用いる．腹痛があれば知覚閾値上昇作用を狙った抗うつ薬を投与する．薬物の用量を調節しながら 4 ～ 8 週間継続し，改善がなければ第3段階に移る．

C) 第3段階 図8-4

　IBS 治療の最終段階である第3段階においては，薬物療法が無効であったことを踏まえ，心理療法を行う．再度，ストレス，心理的異常の症状への関与の有無を考

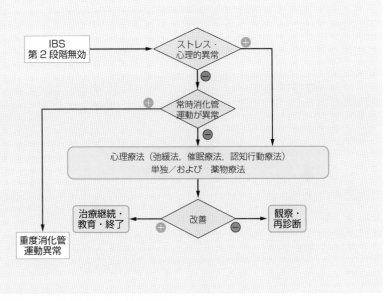

図8-4 IBS 治療のガイドライン: 第3段階

「日本消化器病学会. 機能性消化管疾患ガイドライン 2020　過敏性腸症候群 (IBS), 改訂第2版. p.xvii, 2020. 南江堂」より許諾を得て転載

慮する. 症状に心理的異常が影響している場合には, 薬物療法では寛解しない心身症の病態を持つ IBS と考えられる. 心理的異常が影響していないと考えられる場合には重度の消化管運動異常症を除外する. まず, 第1, 2段階で未使用の薬剤とその併用療法を行う. これで改善がなければ, 弛緩法 (リラクセーション法), 催眠療法, 認知行動療法のような専門的な心理療法を行う.

4. 薬の選び方・使い方

A) ポリカルボフィルカルシウム

　高分子重合体ポリカルボフィルカルシウムは非溶解性, 高吸水性のポリマーであり, カルシウムが胃酸の環境下で分離されたあとに膨潤性および保湿性を発揮する. 6カ月間のランダム化比較試験では, ポリカルボフィルカルシウム投与群はプラセボ群に比べ, 頻回の便意を有意に改善させた[10]. 本邦における IBS 患者を対象としたトリメブチンマレイン酸を対照群とした場合に, ポリカルボフィルカルシウム投与群は便通異常の有意な改善を認めた[11]. 下痢型 IBS では大腸通過時間が延長し,

排便回数の減少，便形状および腹痛が有意に改善し，便秘型 IBS では大腸通過時間の短縮，排便回数の増加，便形状および腹痛の有意な改善がみられた[12]．

◆ ポリカルボフィルカルシウム（ポリフル®，コロネル®）
内服　1500 〜 3000mg/ 日　分 3・食後

B) トリメブチンマレイン酸

　IBS の治療薬としてはオピオイド受容体に作用するトリメブチンマレイン酸が代表的である．交感神経活性化状態ではアドレナリンの分泌を抑制し消化管運動を亢進させ，逆に副交感神経活性化状態ではアセチルコリン分泌を抑制し消化管運動を抑制させる．この二面性の作用により IBS の下痢，腹痛，便秘にも効果を示すとされる．海外における IBS 患者を対象としたランダム化比較研究やメタアナリシスで消化器症状の改善する結果が得られている．

◆ トリメブチンマレイン酸塩（セレキノン®）
内服　300 〜 600mg/ 日　分 3・食前または食後

C) プロバイオティクス

　プロバイオティクスは，腸内細菌のバランスを改善することにより有益な作用をもたらす生菌，またはその微生物を含む薬品や食品自体のことを指す．薬品には乳酸菌，ビフィズス菌，酪酸菌などの製剤が含まれる．IBS に対するプロバイオティクスの治療効果を検討したメタアナリシスを含む多数の試験の報告がある．有意な効果を認めなかった報告もあるが，多くのメタアナリシス，システマティックレビューでは有効性があると結論づけている． 表8-3 に整腸剤の一覧表を示す．

D) セロトニン（5-HT₃）受容体拮抗薬

　5-HT_3 受容体拮抗薬はプラセボと比較して下痢型の IBS 患者において症状の改善効果が報告されている．日本で使用できる薬剤はラモセトロンのみであるが，海外の報告と同様に下痢型の IBS 患者に有効性が証明されている[13,14]．当初は男性患者のみに有意な治療効果が示されていたが，その後ランダム化比較研究により女性患者に対しても有効性が証明された[15]．

◆ ラモセトロン塩酸塩（イリボー®）内服
【男性】　5 〜 10 μg/ 日　分 1　【女性】　2.5 〜 5 μg/ 日　分 1

JCOPY 498-14054

表8-3 整腸剤の使い分け

分類	商品名	成分	含量
ビフィズス菌剤	ビオフェルミン錠剤	ビフィズス菌	1錠中 ビフィズス菌 12mg
	ラックビー錠 ラックビー微粒N	ビフィズス菌	1錠または1g中 ビフィズス菌 10mg
	ビフィスゲン散	ビフィズス菌	1錠中 ビフィズス菌 20mg
酪酸菌剤	ミヤBM錠 ミヤBM細粒	酪酸菌（宮入菌）	1錠中 宮入菌末 20mg 1g中 宮入菌末 40mg
ラクトミン製剤	ビオフェルミン配合散	ラクトミン 糖化菌	1g中 ラクトミン 6mg 糖化菌 4mg
ビフィズス菌配合剤	ビオスミン配合散	ビフィズス菌 ラクトミン	1g中 ビフィズス菌 4mg ラクトミン 2mg
	レベニン配合錠 レベニン配合散	ビフィズス菌 ラクトミン	1錠または1g中 ビフィズス菌 4mg ラクトミン 2mg
酪酸菌配合剤	ビオスリー配合錠 ビオスリー配合散	ラクトミン 酪酸菌 糖化菌	1錠中 ラクトミン 2mg 酪酸菌 10mg 糖化菌 10mg 1g中 ラクトミン 4mg 酪酸菌 20mg 糖化菌 20mg

E) 抗うつ薬

　IBSではうつ病の合併が多く，病態の1つである内臓知覚過敏による腹痛の改善を目的に用いられることから，抗うつ薬はIBSの治療薬として用いられている．三環系抗うつ薬や選択的セロトニン再取り込み阻害薬（SSRI）は有用であり，三環系抗うつ薬は特に下痢型のIBSに有効されるが，副作用も少なくないため，一般的な薬物療法でも十分な効果が得られない場合に使用を検討する．その際には専門医への紹介が望ましい．

◆　アミトリプチリン塩酸塩（トリプタノール®）　　内服　30mg/日　分3
◆　パロキセチン塩酸塩（パキシル®）　　内服　　10〜20mg/日　分1・夕食後

F) 抗不安薬

IBSでは不安症状を合併することが多く，不安症状と消化器症状が関連することも多い．不安が強い症例において不安を軽減させることはIBS症状の改善に関与する．不安の程度を評価し，病態に応じて抗不安薬を使用することを検討する．ただし，抗不安薬の依存性を考慮し漫然とした長期間の使用は避けなければならない．

◆　フルタゾラム (コレミナール®) 内服　12mg/日　分3
◆　クロチアゼパム (リーゼ®)　　　内服　15mg/日　分3

G) 漢方薬

漢方薬は日本独自の治療薬であるため，IBSに対する漢方薬の有効性に関するエビデンスは限定的である．その中で桂枝加芍薬湯（ケイシカシャクヤクトウ）の有効性が確認されている．また，下痢型IBSに対しては半夏瀉心湯（ハンゲシャシントウ），便秘型IBSに対しては大建中湯（ダイケンチュウトウ）の効果が報告されている．一方，アントラキノン系の大黄を含む漢方薬（大黄甘草湯，麻子仁丸，桂枝加芍薬大黄湯など）は大腸運動促進作用を有するが，長期使用により大腸メラノーシスをきたし，耐性が出現する可能性があるため長期間の連用は避けることが望ましい．

◆　桂枝加芍薬湯　内服　　　　　　　　7.5g/日　分2～3・食前または食間
◆　半夏瀉心湯　　内服【下痢型IBS】　7.5g/日　分2～3・食前または食間
◆　大建中湯　　　内服【便秘型IBS】　15g/日　分2～3・食前または食間

H) 抗アレルギー薬

IBSの原因の1つとして食物アレルギーがあげられている[16]．下痢型IBS患者を対象にアレルギー除去食を摂取した群と抗アレルギー薬のクロモリン内服群はどちらも症状を有意に改善した[17]．ランダム化比較研究では，ケトチフェン[18]とエバスチン[19]が双方ともプラセボと比較してIBS症状を有意に改善させたと報告されている．しかし，本邦においてIBSに対して保険適用を有する抗アレルギー薬は存在しない．

I) 便秘型IBSに対する治療

慢性便秘症「薬の選び方・使い方」の項を参照 (p.44)．

浸透圧性下剤は，便秘型IBSに対して世界的に広く用いられているが，エビデ

JCOPY 498-14054

ンスレベルが低いことから診療ガイドラインでは投与することを提案するにとどまる．リナクロチドは便秘型 IBS に対するエビデンスを有しており，保険承認されている．ルビプロストンは便秘型 IBS に対する適用はないが，ランダム化比較試験で有用性が示されており，診療ガイドラインでは粘膜上皮機能変容薬の投与を推奨している．胆汁酸トランスポーター阻害薬であるエロビキシバットは，便秘型 IBS 患者のみを対象としたランダム化比較試験の報告はなく，便秘型 IBS 患者に対して保険承認されていない．しかし，慢性便秘症患者を対象としたランダム化比較試験では 30% 程度に便秘型 IBS 患者が含まれ，その有用性や安全性が認められていることから，診療ガイドラインでは投与することを提案している．5-HT$_4$受容体刺激薬に関しては，本邦で使用可能となっているモサプリドは便秘型 IBS に対する有用性が示されているが，保険承認されておらず，診療ガイドラインでは投与することを提案するにとどまる．便秘型 IBS に対して刺激性下剤を投与する場合には，慢性便秘症と同様に原則として頓用で用いることが提案されている．

❗ 5. 薬剤の副作用，相互作用，合併症，その対策

A) 炎症性腸疾患に合併した IBS

　2012 年の 13 論文 1,703 人の IBD 患者のシステマティックレビュー／メタアナライシスでは，IBD の 39% に IBS を認めている（オッズ比 4.89, 95% CI 3.43-6.98）．寛解期においては，クローン病（オッズ比 4.39, 95% CI 2.24-8.61），潰瘍性大腸炎（オッズ比 1.62, 95% CI 1.21-2.18）とクローン病の方が IBS の合併率が高い結果であった[20]．ノルウェーの集団ベースコホート研究では，潰瘍性大腸炎の 28% に IBS を認め，完全寛解患者においても炎症を伴う患者と IBS 発症頻度は同等であった[21]．

▶ 6. 治療のコツ，最新の知見

A) 小腸内細菌異常増殖（SIBO）

　消化管には約 1,000 種類の細菌種が生息しており，その数は 100 兆個にも及ぶ．本来は，胃酸，胆汁，蛋白分解酵素，腸粘膜層などにより小腸内での細菌の異常増殖を抑制する生体防御メカニズムが働いている．しかし，様々な要因により小腸内細菌が過剰増殖する状態となり，腹部膨満などの症状を呈することがある．これを小腸内細菌異常増殖（SIBO: small intestinal bacterial overgrowth）と呼ぶ．

　SIBO にもっとも関与している病態は，消化管運動障害と慢性膵炎で，これらで

90％を占めていると報告されている[22]．各種検査を行っても原因不明である腹痛，便秘，下痢，腹満感などを訴える患者の中に SIBO 患者が存在することがわかってきており，IBS と考えられていた症例の中にも SIBO が含まれている可能性がある．3,192 人の IBS 患者と 3,320 人の対照を含む 25 件のケースコントロール研究のメタアナライシスでは，IBS における SIBO の有病率は 31％であり，対照群と比較したオッズ比は 3.7（95％ CI 2.3-6.0, P=0.001）であった[23]．SIBO 診断のゴールドスタンダードは，十二指腸ゾンデ法を用いて空腸吸引液の細菌培養により 10^5cfu/mL 以上の細菌数が存在することとされている．しかし，空腸吸引液培養は容易でなく，侵襲的な検査が必要である．小腸のごく一部しか吸引できないことからサンプリングエラーが発生する可能性があり，また繰り返し行うことが困難である．代替検査として簡便で侵襲性の低い水素呼気試験が行われているが，①測定間隔，基質の量など明確な基準がない，②ゾンデ法と比べて感度・特異度が低い，③基質の量や小腸通過時間によるばらつきが大きく，再現性も低いなどの問題点がある[24]．

SIBO の治療の主体は背景疾患の治療，食事療法および抗菌薬治療である．細菌は腸管内腔では脂肪ではなく炭水化物を主に代謝するため，高脂肪，低糖，低繊維食が有益であると考えられている．抗菌薬は非吸収性であるリファキシミン（リファキシマ®）の有効性が報告されている[25]．再燃することが多いことから，再燃を繰り返す際には抗菌薬治療をローテーションする必要があり，7 ～ 10 日初期治療を行い，毎月 5 ～ 10 日間耐性菌予防のため逐次変更して投与することが望ましい[26]．

B) リーキーガット症候群

腸は栄養素を効率的に吸収する一方で，腸内細菌などが体内へ入ることを防ぐために，腸管上皮細胞によるバリア機能を有している．リーキーガットとは，このバリア機能が低下して腸壁の透過性が亢進することで，本来であれば透過しないような食物アレルゲン，老廃物，微生物成分などが腸粘膜から体内に漏れだしてしまう状態であり，リーキーガット症候群（LGS: Leaky gut syndrome，腸管壁漏洩症候群）といわれている．

リーキーガット症候群は，IBD，IBS，大腸癌などの消化管疾患のみならず，アレルギー，パーキンソン病，ハンチントン病などの非消化管疾患との関連が示唆されている．主な症状は，急性または慢性の下痢，便秘，腹部膨満，倦怠感，および頭痛などである[27]．

現在，リーキーガット症候群の治療または予防のための医療ガイドラインはない．しかし，いくつかの研究は，食事療法がバリア機能を改善し，細菌の侵入を制限できることを示唆しており，糖質や脂質の過剰摂取は腸管バリアに悪影響を及ぼす．一方，アミノ酸，ビタミン，植物化学物質などの栄養補助食品やプロバイオティク

JCOPY 498-14054

スは，腸管に対して保護効果を示す．また，ルビプロストンは，腸管透過性の改善効果を証明された最初の下剤である．本邦で実施されたランダム化比較試験において，ルビプロストン群では対照群と比較して有意に腸管透過性亢進を減少させた[28]．さらにルビプロストンによるリーキーガットの改善により，非アルコール性脂肪性肝疾患の改善効果[29]や動脈硬化症の進展抑制[30]が報告されている．

C) FODMAP 図8-5

IBS患者に対する食事療法として，小麦の除去や発酵性のある4つの糖質を制限する低FODMAP食が注目されている．FODMAPは，Fermentable（発酵性），Oligosaccharides（オリゴ糖），Disaccharides（二糖類），Monosaccharides（単糖類），Polyols（ポリオール）の頭文字から付けられたものである．食後腹部不快感は，過剰な胃結腸反射，結腸の高振幅伝播性収縮，内臓痛覚過敏などに起因する場合がある．発酵性のオリゴ糖，二糖類，単糖類およびポリオールに富んだ食物は，小腸内で消化・吸収されにくく，そのまま大腸に流入し，大腸で短時間のうちに発酵し，ガス産生を起こすとともに結腸運動および分泌を増加させることがある．

低FODMAP食により，50～80％のIBS患者において症状を改善させたことが報告されている[31,32]．また，無作為ランダム化比較試験13件（対象計944例）を対象とし，低FODMAP食を他の介入と比較したネットワークメタ解析では，全体的症状の改善は，習慣的な食事に比し，低FODMAP食が1位にランクされ（症状改善なしの相対リスク0.67，95％ CI 0.48-0.91，Pスコア0.99），その他の全介入に対して優越性を示した[33]．

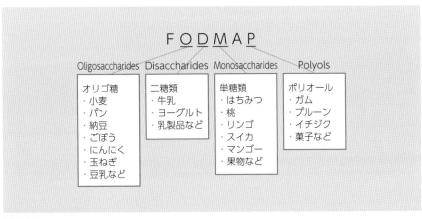

図8-5　FODMAP

■参考文献

日本消化器病学会. 機能性消化管疾患診療ガイドライン 2020—過敏性腸症候群（IBS）改訂第 2版. 南江堂; 2020.

1) Lovell RM, et al. Global prevalence of and risk factors for irritable bowel syndrome: a meta-analysis. Clin Gastroenterol Hepatol. 2012; 10: 712-21.

2) Miwa H. Prevalence of irritable bowel syndrome in Japan: Internet survey using Rome III criteria. Patient Prefer Adherence. 2008; 2: 143-7.

3) Kubo M, et al. Differences between risk factors among irritable bowel syndrome subtypes in Japanese adults. Neurogastroenterol Motil. 2011; 23: 249-54.

4) Talley NJ, et al. Irritable bowel syndrome: a little understood organic bowel disease? Lancet. 2002; 360 (9332): 555-64.

5) Kanazawa M, et al. Patients and nonconsulters with irritable bowel syndrome reporting a parental history of bowel problems have more impaired psychological distress. Dig Dis Sci. 2004; 49: 1046-53.

6) Kumano H, et al. Comorbidity of irritable bowel syndrome, panic disorder, and agoraphobia in a Japanese representative sample. Am J Gastroenterol. 2004; 99: 370-6.

7) Rey de Castro NG, et al. Irritable bowel syndrome: a comparison of subtypes. J Gastroenterol Hepatol. 2015; 30: 279-85.

8) Singh P, et al. Patients with irritable bowel syndrome-diarrhea have lower disease-specific quality of life than irritable bowel syndrome-constipation. World J Gastroenterol. 2015; 21: 8103-9.

9) Palsson OS, et al. Prevalence of Rome IV functional bowel disorders among adults in the United States, Canada, and the United Kingdom. Gastroenterology. 2020; 158: 1262-73.

10) Toskes PP, et al. Calcium polycarbophil compared with placebo in irritable bowel syndrome. Aliment Pharmacol Ther. 1993; 7: 87-92.

11) 正宗 研, 他. 過敏性腸症候群に対するポリカルボフィルカルシウム錠（HSR-237）の第 III相試験－マレイン酸トリメブチンを対照薬とした二重盲検群間比較試験－. 薬理と治療. 1998; 26: 967-96.

12) Chiba T, et al. Colonic transit, bowel movements, stool form, and abdominal pain in irritable bowel syndrome by treatments with calcium polycarbophil. Hepatogastroenterology. 2005; 52: 1416-20.

13) Matsueda K, et al. A randomized, double-blind, placebo-controlled clinical trial of the effectiveness of the novel serotonin type 3 receptor antagonist ramosetron in both male and female Japanese patients with diarrhea-predominant irritable bowel syndrome. Scand J Gastroenterol. 2008; 43: 1202-11.

14) Fukudo S, et al. Effect of ramosetron on stool consistency in male patients with irritable bowel syndrome with diarrhea. Clin Gastroenterol Hepatol. 2014; 12: 953-9.

15) Fukudo S, et al. Ramosetron reduces symptoms of irritable bowel syndrome with diarrhea and improves quality of life in women. Gastroenterology. 2016; 150: 358-66.

16) Nanda R, et al. Food intolerance and the irritable bowel syndrome. Gut. 1989; 30: 1099-104.

17) Stefanini GF, et al. Oral cromolyn sodium in comparison with elimination diet in the ir-

JCOPY 498-14054

ritable bowel syndrome, diarrheic type. Multicenter study of 428 patients. Scand J Gastroenterol. 1995; 30: 535-41.

18） Klooker TK, et al. The mast cell stabiliser ketotifen decreases visceral hypersensitivity and improves intestinal symptoms in patients with irritable bowel syndrome. Gut. 2010; 59: 1213-21.

19） Wouters MM, et al. Histamine receptor H1-mediated sensitization of TRPV1 mediates visceral hypersensitivity and symptoms in patients with irritable bowel syndrome. Gastroenterology. 2016; 150: 875-87.

20） García Rodríguez LA, et al. Detection of colorectal tumor and inflammatory bowel disease during follow-up of patients with initial diagnosis of irritable bowel syndrome. Scand J Gastroenterol. 2000; 35: 306-11.

21） Henriksen M, et al. Irritable bowel-like symptoms in ulcerative colitis are as common in patients in deep remission as in inflammation: results from a population-based study the IBSEN Study. J Crohns Colitis. 2018; 12: 389-93.

22） Mackie RI, et al. Developmental microbial ecology of the neonatal gastrointestinal tract. Am J Clin Nutr. 1999; 69: 1035-45.

23） Shah A, et al. Intestinal bacterial overgrowth in irritable bowel syndrome: A systematic review and meta-analysis of case-control studies. Am J Gastroenterol. 2020; 115: 190-201.

24） 中島 淳, 他. 小腸内細菌増殖症（SIBO）の病態と治療. 診断と治療. 2022; 110: 881-5.

25） Takakura W, et al. Small intestinal bacterial overgrowth and irritable bowel syndrome - an update. Front Psychiatry. 2020; 11: 664.

26） 大島忠之, 他. 小腸内細菌異常増殖（SIBO）. 医学のあゆみ. 2014; 251: 75-9.

27） Twardowska A, et al. Preventing bacterial translocation in patients with leaky gut syndrome: Nutrition and pharmacological treatment options. Int J Mol Sci. 2022; 23: 3204.

28） Kato T, et al. Lubiprostone improves intestinal permeability in humans, a novel therapy for the leaky gut: A prospective randomized pilot study in healthy volunteers. PLoS One. 2017; 12: e0175626.

29） Kessoku T, et al. Lubiprostone in patients with non-alcoholic fatty liver disease: a randomised, double-blind, placebo-controlled, phase 2a trial. Lancet Gastroenterol Hepatol. 2020; 5: 996-1007.

30） Arakawa K, et al. Lubiprostone as a potential therapeutic agent to improve intestinal permeability and prevent the development of atherosclerosis in apolipoprotein E-deficient mice. PLoS One. 2019; 14: e0218096.

31） Staudacher HM, et al. The low FODMAP diet : recent advances in understanding its mechanisms and efficacy in IBS. Gut. 2017; 66: 1517-27.

32） McIntosh K, et al. FODMAPs alter symptoms and the metabolome of patients with IBS: a randomised controlled trial. Gut. 2017; 66: 1241-51.

33） Black CJ, et al. Efficacy of a low FODMAP diet in irritable bowel syndrome: systematic review and network meta-analysis. Gut. 2022; 71: 1117-26.

事項索引

数字

事項索引

薬剤索引

ま行

ら行

わ行

欧文・数字

【著者略歴】

松 本 吏 弘（まつもと さとひろ）

自治医科大学附属さいたま医療センター消化器内科 准教授

1999年　自治医科大学卒業

1999年　国立病院機構長崎医療センター 初期研修

2001年　上対馬病院内科（長崎県の離島医療に従事）

2002年　自治医科大学附属さいたま医療センター消化器内科 後期研修

2003年　上五島病院内科（長崎県の離島医療に従事）

2008年　自治医科大学附属さいたま医療センター消化器内科

2018年より現職

主な資格
- 医学博士（自治医科大学）
- 日本内科学会（総合内科専門医・内科指導医）
- 日本消化器病学会（消化器病専門医・指導医）
- 日本消化器内視鏡学会（消化器内視鏡専門医・指導医）
- 日本消化器がん検診学会（認定医）

消化管治療薬の考えかた，使いかた　　　ⓒ

発　　行　　2023 年 11 月 10 日　1 版 1 刷

著　　者　　松　本　更　弘

発 行 者　　株式会社　中外医学社
　　　　　　代表取締役　青　木　　滋

　　　　　　〒 162-0805　東京都新宿区矢来町 62
　　　　　　電　　話　　(03) 3268-2701 (代)
　　　　　　振替口座　　00190-1-98814 番

印刷・製本 / 三和印刷(株)　　　　＜SK・HO＞
ISBN978-4-498-14054-7　　　　　　Printed in Japan